의사는
성형하지
않는다

얼굴멘토 권용현의 **아름다운 얼굴** 이야기

의사는 성형하지 않는다

• 권용현 지음 •

한스미디어

| 프롤로그 |

진정한 아름다움이란 무엇일까?

필자는 의사다. 그중에서도 사람의 얼굴을 아름답게 하는 미용의학을 주업으로 삼고 있다. 이 분야가 전통적인 의학과 다른 점은 진단기준이 불분명하다는 것이다. 예를 들어 속이 아파서 병원에 갔다고 하자. 복통에 대한 진료를 통해 이 증상에 대한 진단명을 내리고, 거기에 따른 처방을 하는 것이 기존 의학의 진료 과정이다. '통증'이나 '질환' 등 인간의 건강을 저해하는 대상을 규정하고 그 대상을 제거하는 것이 목적이다.

그런데 나를 찾는 사람들은 대부분 '더 아름다워지거나' '더 젊어 보이기 위해' 온다. 충분히 아름답고, 젊어 보이는 사람들도 찾아온다. '주름을 없애기 위해서'라든가, '코를 높이기 위해서' 등과 같은 이유로 찾아오는 게 더 편했다. 적어도 뭘 어떻게 해야 하는지는 내가 알 수 있으니까. 그러나 근본적으로 이는 '미'에 대한 추구가 목적이다.

그런데 '예쁘게 한다'는 것은 의과대학이나 대학병원에서 절대 가르쳐주지 않는 것이다. 이건 어떤 증상도 질병도 아니다. 기미, 잡티 같은 색소질환과 여드름은 질환으로 분류되어 '치료'할 수 있다. 그러나 아름답게, 혹은 젊어 보이게 하는 것은 '치료'의 개념과는 다르다. (안면재건 등 심각한 성형은 예외로 하자.)

진단을 정확하게 할 수 없으니, 진료 계획을 정확하게 짜기가 어려웠다. 진단을 해야 출발지가 정해지는데, 출발지도 모호한 상태에서 '아름다움'이나 '동안'이라는 막연한 도착지를 향해 가야 하는 것이다. 이런 점이 오랜 고민이었다. 목적지가 없이 방황하는 느낌이었다. 학회를 가도, 책을 보아도 기술적인 내용만 있었다. 필러를 예로 들면, 필러를 안전하게 시술하는 방법, 부작용에 대처하는 방법 등은 배울 수 있지만, 어떻게 해야 아름다워지는지 모르는 것이다.

바느질은 잘할 수 있는데 어떤 옷을 만들어야 예쁜지 모르는 것이다. 눈으로 보고 '멋지다'거나 '아름답다'고 표현하는 것과 아름답게 만드는 것은 조금 다르다. 마치 미식가와 요리사가 다른 것처럼.

교과서적으로 배우지를 못하니 타고난 미적 감각 혹은 세월을 통해 체득한 경험으로 아름다움이라는 것을 표현하게 된다. 그런데 이 아름다움이라는 것을 객관적인 언어로 표현하지 못하면 의사소통에 문제가 생긴다. 의료라는 것은 의사 혼자 행하는 것이 아니고 대상이 분명히 존재한다. 고객(환자)이 생각하는 미와 의사가 생각하는 미를 일치시켜야 같은 지향점을 향해 대화가 진전되고, 그 지향점에 이르렀을 때 서로 만족할 수 있다. 그런데 서로가 생각하는 미가 다르다면 당연히 결과는 불만족스러울 수밖에 없다. 목적지가 한 명은 부산이고, 한 명은 서울이라면 어떻게 해야 하는가.

의과대학에 입학하면 해부학과 병리학을 배운다. 그 두 학문이 중요한 이유는 그 뒤에 배울 모든 학문의 기본적인 용어를 그 두 학문을 통해 습득하기 때문이다. 객관적인 언어는 아주 중요하다. 그 언어를 통해 의사들이 소통하기 때문이다. 각각의 단어는 오해가 없도록 정의된다. 아름다움에 대해 표현할 때도 그러한 언어가 필요하다.

현재 상태를 정확히 파악하기 위해 필요하며, 각자가 추구하는 지향점을 알기 위해서도 필요하다. "하면 예뻐져요." 이 말에 혹했다가 후회한 사람이 얼마나 많은가. "내가 볼 때는 괜찮은데?" "잘됐네요." "생각만 못한데요." 구체적으로 표현할 수 없으니 서로 겉도는 이야기만 하게 된다.

예뻐진다는 건 어떤 걸까? 환자나 의사나 '미'라고 하는 것을 객관적인 언어로 표현하지 못하기 때문에 의사소통이 힘들다. 뭔가 막연하면서 구체적으로 표현하기 어려운 답답함이 생긴다. 제대로 표현을 해도 전달이 잘 안 될진대, 표현조차 제대로 안 되니 얼마나 문제가 많이 생기겠는가.

아름다움이란 무엇인가? 우리는 아름다운 얼굴을 보면서 무엇을 느끼는가? 그렇다면 아름다워지기 위해 무엇을 어떻게 해야 하는가? 필자는 이러한 의문들을 가지게 되었다. 이러한 의문들에 대한 답을 구하고자 했던 노력의 산물이 이 책이다.

얼굴은 내가 생각했던 것보다 더 많은 의미를 담고 있었다. 그 의미를 찾는 것은 우리 자신에 대한 탐구이기도 하다.

Contents

프롤로그 진정한 아름다움이란 무엇일까? · 4

Chapter 01
남의 얼굴을 따라 하는 사람들

남의 얼굴을 따라 하는 사람들 · 15
압구정 쌍둥이의 비밀 · 20
미스코리아 얼굴이 하나같이 똑같은 이유 · 26
그 성형외과 의사가 사이코패스라니? · 31
그림자 의사를 아시나요? · 35
우리는 타인의 욕망을 욕망한다 · 38
추형장애, 성형의 늪에 빠진 사람들 · 42
감정노동과 입꼬리 성형의 연관관계 · 47

Chapter 02
아무도 알려주지 않았던
아름다운 얼굴의 비밀

우리는 자신과 닮은 얼굴을 가장 좋아한다 · 53
외국인 얼굴은 왜 구분하기 어려울까? · 57
한국인의 얼굴은 무엇이 다른가? · 62

인간의 얼굴이 가지는 특징들·68

얼굴을 인식하는 뇌의 활동·72

어느 쪽 얼굴을 주로 보는가: 좌우 시야에 따른 얼굴 보기·77

우리는 얼굴을 통해 교감한다: 거울 뉴런과 공감·82

보톡스 안 맞겠다는 배우의 속사정·86

미간의 주름 하나 없앴을 뿐인데: 보톡스와 안면피드백·90

성공하는 얼굴은 따로 있는가?·94

삼성형 얼굴과 현대형 얼굴·99

성형하면 관상이 바뀔까: 관상과 성형의 함수관계·102

Chapter 03

아름다움을 만드는 첫 번째 절대요소:
균형

V라인은 갖지 못한 U라인의 매력·109

뇌의 균형과 대칭·114

올바른 식사습관이 대칭 미인을 만든다·118

다리 꼬고 앉으면 미인이 될 수 없다: 대칭의 미학·123

어려 보이고 싶다면 물구나무를 서라·129

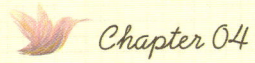

Chapter 04
아름다움을 만드는 두 번째 절대요소:
조화

높은 콧대에는 높은 리스크가 따른다 · 135

좀 더 큰 눈을 소망했던 S양의 경우 · 141

무턱이 고민이라면? · 147

볼살이 불만이었던 자매 이야기 · 153

V라인을 꿈꿨는데 개턱이라니? · 156

사극에 쌍꺼풀 미인이라니: 홑꺼풀의 아름다움 · 162

지나친 애교살은 과유불급 · 167

양악수술한 소프라노 성악가는 어떻게 되었을까? · 171

볼록한 이마는 과연 정답일까? · 175

콧구멍 작아지려고 조화를 해친다면? · 179

팔자주름 없애면 무조건 동안이 될까? · 182

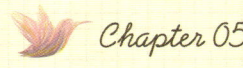

Chapter 05
아름다움을 만드는 세 번째 절대요소:
매력

눈썹이 인상을 좌우한다 · 189

미소는 세계 최고의 성형이다 · 195

남자와 여자의 얼굴 변화·203

이성에게 성적 매력을 느끼는 까닭·207

예뻐지고 싶다면 효리처럼 웃어라: 뒤셴 미소의 힘·211

Chapter 06
그래도 성형하고 싶다면

성형하고 싶다면 먼저 자신을 분석하라·219

나는 어떤 얼굴일까: 얼굴 자가진단법·224

내 얼굴은 북방계인가, 남방계인가?·227

어떤 얼굴이 될 것인가?·231

많이 할수록 아름다워지는 표정훈련법·234

동안을 위한 성형 가이드·240

갸름한 얼굴을 원한다면?·250

북방계와 남방계의 부위별 성형 가이드·256

좋은 의사를 찾는 법·260

에필로그 우리는 존재 자체로 사랑받을 자격이 있다·263

참고문헌·266

특별부록 내 얼굴 자가진단 체크리스트·271

Chapter 01

남의 얼굴을
따라 하는 사람들

남의 얼굴을
따라 하는 사람들

　　　　　　　　　　20대 초반의 S양은 정말 나무랄 데 없는 미인이었다. 미인을 보는 일은 즐거운 일이다. 하지만 더할 나위 없이 아름다운 이 여인이 자신의 얼굴에 불만을 가지고 있다는 것이 문제다. 그 당시는 개원 초창기라서 매우 당혹스러웠다. 내가 과연 무엇을 해줄 수 있을까. 충분히 아름다운데 말이다.

　S양은 원래도 아름다웠지만, 여러 차례 시술과 수술을 해오고 있었다. 연예인 지망생이었기 때문에 미에 대한 관심이 남다르기도 했다. 하지만 그의 관심은 그때그때 유행하는 연예인들이었다. 누군가의 코가 예쁘다고 하면 따라 하고 싶어 하고, 누군가의 눈이 예쁘다고 하면 역시 따라 하고 싶어 했다. 나와의 인연도 그런 식으로 시작되었다. 다른 누군가의 얼굴을 보고 시술한 의사를 찾

아온 것이다. 아쉽게도 그 당시에 S양이 원했던 시술은 나의 판단으로는 그에게 어울리지 않았다. 그의 기대는 나의 반대에 부딪혔고, 당분간 그를 볼 수 없었다.

고대 그리스 화가인 제욱시스는 크로톤에 헤라의 신전을 위한 헬레나 상을 그릴 때 그 지방에서 가장 아름다운 다섯 명의 처녀를 뽑았다고 한다. 그리고 그들의 신체 중에 가장 아름다운 부분만 골라서 조합하려고 했다고 한다. 과연 그 결과는 어땠을까? 다섯 명의 모델들을 뛰어넘는 이상적인 미인을 창조했을까? 꼭 그렇지만은 않았을 것이다. 왜냐하면 아름다움은 부분의 합, 그 이상이기 때문이다. 우리는 여러 얼굴에서 개별적인 부분들을 인지하는 것이 아니라 전체로서의 형상을 인지한다.

현대에 이르러서도 그런 시도를 한다. 이따금 부위별 합성미인이 등장한다. 미인 스타들의 가장 아름다운 부위만을 모아 합성한 것이다. 영국에서 '완벽한 얼굴'이라는 제목으로 5명의 유명 연예인 얼굴의 특정 부위들을 조합해서 만든 것이다. 1500여 명의 뷰티 전문가에게 물어보아서 각 부위에 해당하는 연예인을 선정했다고 한다. 헤어스타일과 눈은 셰릴 콜, 이마는 카일리 미노그, 광대뼈 부위는 케이트 모스, 입술은 안젤리나 졸리, 피부색은 케이티 프라이스의 것이라고 한다.

안타깝게도 이럴 때 어색해 보이는 경우가 대부분이다. 안젤리

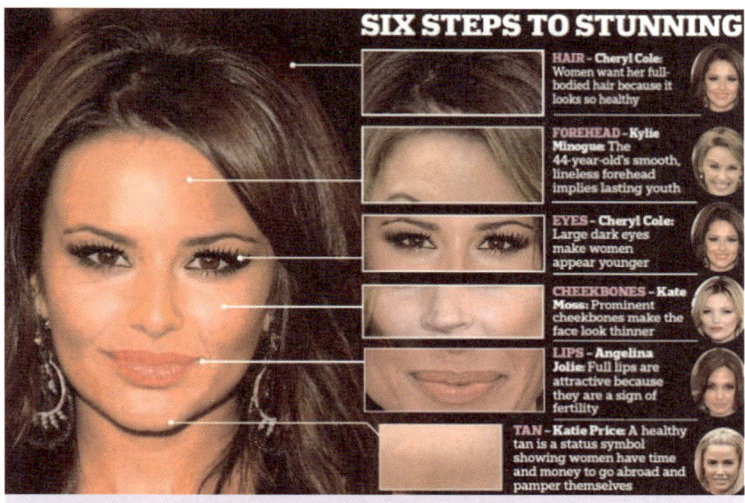

▲ '완벽한 얼굴'이라는 제목의 유명 연예인 합성 얼굴*

나 졸리의 도톰한 입술이 아름다워 보이는 이유는 일차적으로 얼굴 전체적으로 균형이 잡히고 부위별로 조화를 이루고 있기 때문이다. 도톰한 입술이 잘 자리 잡을 수 있게 하관이 발달한 편이고, 이목구비가 뚜렷해서 큰 입술이 과해 보이지 않는다. 갸름한 턱에 이목구비가 뚜렷하지 않은 얼굴형에 안젤리나 졸리의 입술이 있다면, 입술만 두드러지게 보여서 이상할 것이다.

시간이 흐르면서 제2, 제3의 S양을 만나게 되었다. 더할 나위 없

---

* 출처: 〈데일리메일〉 http://www.dailymail.co.uk/femail/article-2176761/The-face-perfection-Cheryl-Cole-Kylie-Minogue-Kate-Moss-rolled-one.html

이 아름답지만, 자신의 얼굴에 만족하지 못하고 다른 사람이 되고 싶어 하는 그들. 돈을 벌고자 하면 유리한 기회일 수 있다. 그러나 그들이 자신의 얼굴이 아닌 다른 사람의 얼굴을 따라 하고자 한다면 어색해질 수밖에 없다.

원래 얼굴형을 고려하지 않고, 누구의 코처럼 혹은 누구의 눈처럼 성형한다면 전체적으로 조화를 이루지 못하게 될 것이다. 게다가 성형수술을 받게 되면 받은 주위만 한정적으로 변화하는 데 그치지 않고, 얼굴 전체에 미세한 변화를 가져다준다. 예를 들면 코를 높이는 수술을 하게 되면 상대적으로 이마, 턱 등 다른 부위가 낮아 보이게 된다. 그리고 눈이 가운데로 조금 몰려 보이기도 한다.

그럼 원래 코의 높이에 맞게 주변 구조물들이 어울려 보이던 것이 달라져 보이게 된다. 이때 느끼는 괴리감이 심하면 막연한 불안감을 가지게 된다. 좋은 결과로 인해 더 예뻐졌다 하더라도, 거울 속에 비치는 얼굴이 그동안 보아온 자신의 얼굴이 아닌 것이다. 이런 불안감을 해소하기 위해 재수술을 하게 되거나 다른 부위를 고쳐서 조화를 이루려고 하게 된다.

수년의 시간이 흘러서 S양을 다시 보게 되었다. 그 사이에 그는 많이 변해 있었다. 오똑했던 코는 더 높아져서 강단 있어 보이던 인상을 더 강해 보이게 했다. 홑꺼풀에 긴 눈꼬리가 매력적이던 눈은 마치 놀란 것처럼 동그래 보였다. 몇 년 전에 본인이 가지고 있던 인상과 매력이 없어져 있었다. 묘한 상실감이 들었다. 마치 내가 알고 있던 사람이 없어진 듯한 느낌이었다. 하지만 그는 아직 방황 중이었다. 자신의 얼굴을 사랑하지 않는다면 그 방황은 끝나지 않을 것이다.

압구정 쌍둥이의
비밀

　　　　　　　　　　웹툰의 한 컷이 화제를 일으킨 적이 있다. 이 웹툰은 성형으로 서로 비슷해진 얼굴을 풍자하는 내용이었다. 웹툰에 나오는 여성들은 공통점이 있다. 이마가 많이 돌출되고, 코가 높으며, 입술은 도톰하다. 턱끝이 튀어나오고 입이 들어가 살짝 합죽이처럼 보인다.

　그리고 쌍꺼풀이 있고 눈이 크다. 전체적인 얼굴형은 마치 사람과 동물의 차이점을 강조한 것처럼 보인다. 동물은 이마가 납작하다. 코끝은 돌출되지 않고 콧구멍만 뚫려 있다. 입술과 턱끝은 다른 동물에는 없는 부위다.

　1930년대 네덜란드 생물학자 니코 틴버겐은 동물 연구를 통해 인간 실험자가 만든 진품을 모방한 모조품에 반응하는 동물 행태

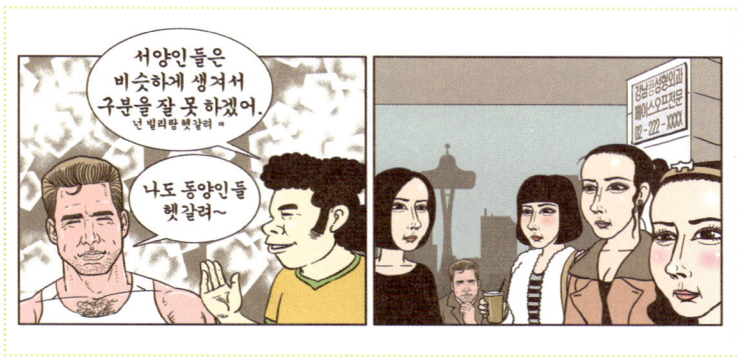

◀ 과도한 성형을 풍자한 화제의 웹툰*

를 연구했다. 실험대상 동물들은 진품보다는 인간이 만든 모조품에 더 애착을 가지는 경우가 있었다. 회색 반점이 있는 작고 푸르스름한 알을 낳는 새들은 인간이 만들어준 화려한 물방울 무늬의 크고 새파란 석고알을 더 자주 품었다. 이런 모조품 실험이 아닐지라도 동물 세계에서는 인간이 보기에 어리석은 행동이 목격되기도 했다.

뻐꾸기는 항상 자신의 알을 다른 새 둥지에 낳는다. 뻐꾸기 알은 가모(가짜 어미)의 알보다 크기가 더 크고 색깔도 다르다. 오히려 이 크고 화려한 뻐꾸기 알을 가모가 더 애착을 가지고 부화하기

---

* 출처: 글·그림_ 마인드C, www.mindc.com

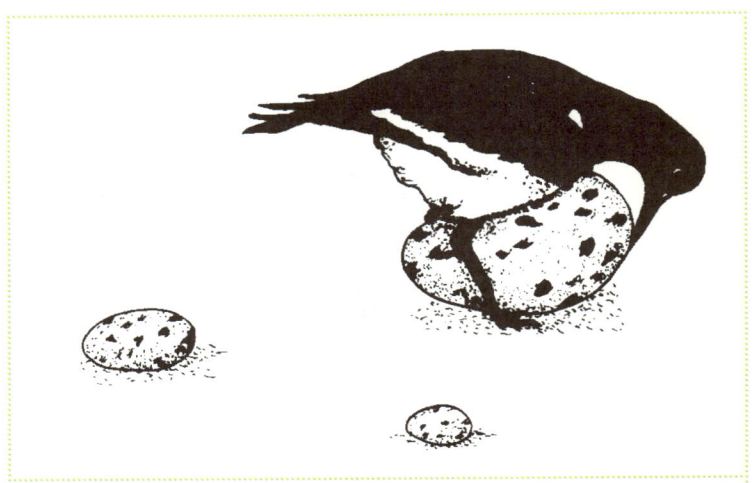

▲ 실험대상 동물은 자신의 알보다 화려한 형태의 가짜 알을 더 자주 품는 모습을 보여주었다.

위해 힘쓴다. 자신의 알인 진품보다는 뻐꾸기 알인 가짜에 속아 넘어가는 가모의 행태는 생물학자에게는 좋은 연구대상이다. 현실에 존재하는 깃털보다 멋진 가짜 깃털을 단 수컷 새가 암컷의 사랑을 독차지하는 경우도 있다.

니코 틴버겐은 동물 연구를 통해 인간이 만든 모조품에 더 큰 자극을 받거나 뻐꾸기 알을 품는 숙주 새의 행태를 '초정상 자극 Supernormal Stimuli(정상 이상의 과장된 형태에 자극을 받는 현상)'이라는 용어로 설명했다. 초정상 자극에 대한 연구로 그는 1973년에 노벨 생리의학상을 받았다. 21세기에 들어 하버드대학교 의과대학 진화

심리학 교수인 디어드리 배럿은 이 초정상 자극을 인간의 진화심리학에 적용해 동물에 못지않은 초정상 자극에 반응하는 인간의 심리와 행태를 분석했다.

다른 동물과 다른 인간의 특징을 강조하는 것은 예술품에서도 많이 볼 수 있다. 진화의 특징이기도 하며 인간이라는 종족만의 특별함으로 보아서 미의 기준으로 여기기도 한다. 하지만 그런 특징을 지나치게 강조하면서 정상적인 범위를 넘어서면 문제가 생긴다.

얼굴에 변화를 주는 시술의 목적은 부족한 점을 채우는 것이다. 어떤 얼굴의 특징이 마음의 짐이 되고 콤플렉스로 작용할 때, 이를 극복하기 위해 도와주는 것이다. 이로 인해 인생을 살아가는 데 자신감을 더 북돋을 수 있게 하는 긍정적 변화가 생겨야 한다.

그러나 마치 올림픽을 하듯이 '더 높게, 더 크게, 더 볼록하게' 하는 경우가 많아지고 있다. 성형시술이 대중화되면서 서로 경쟁하듯이 더 과하게 얼굴을 바꾼다. 시술자나 피시술자 모두 정상치 안의 변화에 너무 익숙해져서 변화를 느끼지 못하는 것이다. 만화나 회화에 나오는 비현실적인 이미지를 흉내 내기도 하다. 한 부위를 먼저 초정상적으로 시술하고 나서 생기는 괴리감도 이에 한몫한다. 코를 많이 높이고 나니 원래 괜찮아 보였던 이마가 낮아 보인다. 이제 이마를 더 볼록하게 하고 나니 턱끝이 무턱처럼 보여서 턱끝을 더 뾰족하게 한다. 전체적으로 과하게 된 얼굴은 서로서로 비슷해 보인다. 일명 '압구정 쌍둥이' '강남 쌍둥이'라는 말이 생길 정도로 닮아가는 것이다.

이는 얼굴 전체가 아니라 시술 부위만 따로 떼어서 시술 전후를 비교하는 관행과도 관계가 있다. 더 볼록해진 이마, 더 높아진 코, 더 도톰해진 입술들을 따로 떼어 보여주면서 기술적 완성도를 자랑하는 게 일반적인 병원의 홍보 방법이다. 부위를 따로 떼어서 보면 평균치를 벗어난 초정상적인 모양이 더 나아 보일 수도 있다. 하지만 얼굴은 부위의 조합이 아니라 전체적인 조화가 잘 이루어져야 한다.

초정상적인 아름다움을 추구하다가 정상적인 범위를 넘는 경우가 많이 있다. 일반적인 사람의 얼굴에서 볼 수 있는 조화가 깨지기 때문에 인위적으로 보이게 된다. 문제는 이런 얼굴을 마주하는 사람들의 심리가 좋지 않다는 것이다. 익숙하고 자연스러운 것을 접할 때 친숙하고 편하게 느끼는데, 인위적인 얼굴형을 보면 불편하게 느끼는 것이다.

연예인들의 경우, 성형수술을 하고 나서 안티팬들이 많이 생기는 것이 이런 이유에서다. 단지 성형수술을 했다는 그 자체가 아니라, 결과적으로 부자연스러운 얼굴이 되기 때문이다. 낯선 사람을 만나는 느낌이 계속 들면서 무의식중에 거부감이 들고 경계를 하게 된다. 걸그룹 멤버인 B양이 그런 예인데, 데뷔 전 청순했던 얼굴이 성형으로 과하고 부담스럽게 변했다. 뛰어난 가창력과 퍼포먼스가 얼굴로 인해 오히려 빛을 많이 보지 못하고 있다.

과한 욕심 때문에 인위적인 얼굴로 변한 것을 후회하는 경우가 많이 있다. 과해진 것을 덜어내는 것은 부족한 것을 채우는 것보다 어렵고 비용도 많이 든다. 《논어》에 나오는 사자성어가 떠오른다. '과유불급', 즉 과한 것은 오히려 부족함만 못하다.

미스코리아 얼굴이
하나같이 똑같은 이유

2013년 4월 24일, 미국 〈IB타임스〉를 비롯한 복수의 매체가 미스코리아 2013 선발대회를 두고 "성형논란에 휩싸였다"고 보도했다. 〈IB타임스〉는 해외 블로그에 올라온 글을 인용해 "2013 미스 서울 선발대회 참가자 20명의 포스터를 분석한 결과, 서로 놀랍게도 비슷하다"고 보도했다.

물론 서양인 입장에서 동양인의 외모가 비슷해 보일 수는 있다. 그런데 비슷해도 너무 비슷하고, 일반적 혹은 평균적인 얼굴이라고 보기에 한국인 고유의 특성이 없어 보인다는 게 이 기사에 인용된 누리꾼들의 반응이다.

성형외과가 몰려 있는 지하철 3호선 신사역·압구정역 역사는 마치 사진전을 열고 있는 갤러리와 흡사하다. 사진전의 주제는 '성

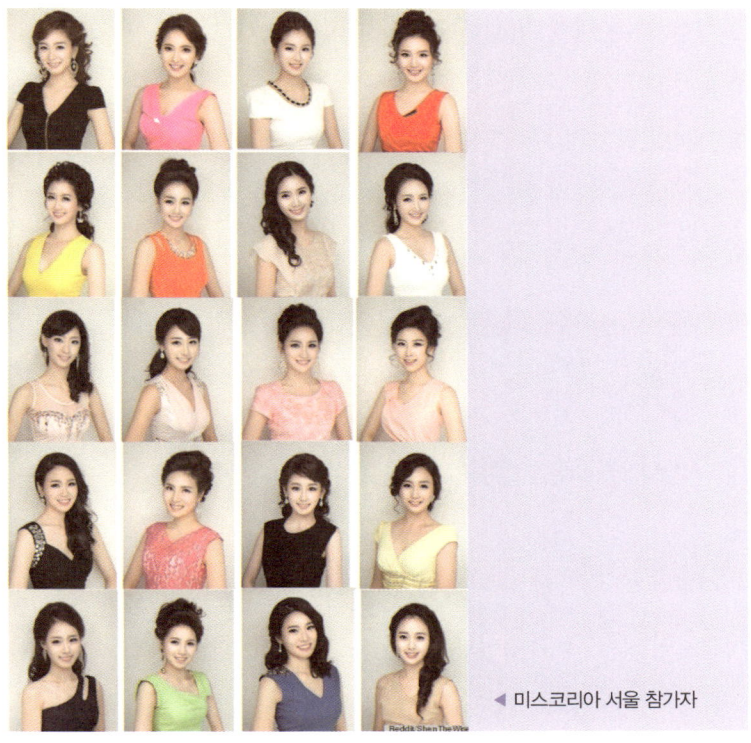

◀ 미스코리아 서울 참가자

형 전과 후' 정도가 될 듯하다. 미용 관련 병원들이 몰려 있는 곳이다 보니 그만큼 광고전이 치열하다.

역사에 붙어 있는 사진들을 보면 극적으로 변한 사람들이 즐비하다. 지나가면서 슬쩍 보기만 해도 현대 의학의 발전상을 엿볼 수 있을 정도다. 1990년대 영화 〈페이스 오프〉에서나 상상하던 장면이다.

이들 중 고개를 갸우뚱하게 만든 한 성형외과의 광고가 있었다. 시술 전에는 다르게 생겼던 사람들이 시술 후 사진을 보면 마치 쌍둥이처럼 닮았기 때문이다.

"시작은 미약하였으나 끝은 창대하리라." 성경에 나오는 이 구절을 이렇게 바꿀 수도 있을 듯하다. "시작은 달랐으나 끝은 똑같으리라."

그 광고에 나온 사람들의 얼굴을 자세히 보면 일반적인 한국인의 얼굴상과는 차이가 크다. 나아가 세부적으로 살펴보면 평균적인 인류의 얼굴과도 달랐다. 그 성형외과만의 인종이 따로 있는 듯했다.

사람마다 생각하는 아름다움은 다르다. 지금까지의 역사를 돌이켜보면, 어떤 집단에서만 존재하는 미의 기준이 있었다.

《삼국지 위지 동이전》에 따르면 옛날 가야 사람들은 어린아이를 낳으면 돌로 머리를 눌러놨다고 한다(편두풍습). 이는 머리를 납작하게 만들기 위해서다. 이러한 풍습은 유럽·아시아·아프리카의 넓은 지역에서 행해졌던 것인데, 프랑스·인도네시아·말라네시아·북아프리카 등 일부 지역에서는 20세기 초까지 행해졌다.

16~18세기의 유럽에서는 여성들 사이에 가는 허리가 유행했다. 그래서 어릴 때부터 코르셋을 착용하면서 허리를 가늘게 했다고 한다. 허리둘레가 15인치 이하인 사람들도 있었다. 태국과 미얀마

에 사는 카렌족에게는 여성들의 목에 황동고리를 두르면서 목의 길이를 늘이는 풍습이 있다. 중국에서는 여자의 발을 작게 만들기 위해 유아기 때부터 발을 붕대로 꽁꽁 묶어 자라지 못하게 했다. 인도의 아파타니에서는 콧방울에 두꺼운 피어싱을 하는 풍습이 있고, 에티오피아의 서마족이나 아마존의 조에족은 아랫입술 부위에 구멍을 뚫어 장신구를 끼우기도 한다.

이런 예들은 집단마다 미의 기준이 다르다는 것을 보여준다. 특정 집단에만 적용되는 미의 기준이라 경우에 따라서는 이상하거나 신기한 느낌마저 든다. 보편적인 인류와는 많은 차이가 있기 때문이다. 편두풍습이 오랜 기간에 걸쳐 다양한 지역에서 이어져 왔지만, 그것이 일반적인 미의 기준으로 받아들여지지 않는 이유는 자연스러운 얼굴이 아니기 때문일 것이다.

원래 인류가 갖게 된 미의 기준은 주변 사람들 간에 공통점을 가지는 '평균성'에 기반한다. 현실 세계에서 보는 나의 가족, 내 주변 사람들을 기준으로 생각하는 것이다. 지금은 전 세계적인 소통이 확대되면서 그 평균성의 범위가 넓어졌다. 특정 부족이나 사회에서 강조하는 풍습이 많이 없어지는 추세다. 그러면서 오히려 타고난 개성이 살아 있는 자연스러운 얼굴을 중요시하는 경향이 생겼다. 본래의 특징이나 고유한 매력이 살아 있는 얼굴이 중요하게 여겨진다는 이야기다.

그런데 지하철역 광고물에서 보는 얼굴은 현실 세계에서 보는 사람들보다는 (해당 성형외과에서) 확대·재생산된 미의 기준으로 형성된 얼굴이다. 보편적으로 존재하는 미의 기준이라기보다는 어떤 한정된 집단에서 강조되는 모습이라고 보는 게 맞을 것이다. 마치 가야시대의 편두풍습처럼 말이다. 미스코리아 선발대회가 논란에 휩싸인 것도 같은 이유 때문이다. 한국인의 보편적인 얼굴과는 동떨어진 다른 집단의 모습으로 느껴지기 때문이다.

필자가 접했던 광고 속 주인공들은 누구에게나 아름답게 보이고 싶어서 성형외과를 방문했을 것이다. 그런데 그 결과가 그들만의 아름다움이라면 어떤 의미가 있을까. 같은 옷을 입은 사람을 만나기만 해도 묘한 어색함에 피하고 싶어진다. 그 옷이 특이한 옷이라면 그런 어색함은 더해진다. 그런데 나랑 똑같이 생긴 사람을 만나면 기분이 어떨까. 한번 생각해봐야 할 문제다.

그 성형외과 의사가
사이코패스라니?

2013년 6월 성형외과 의사가 주인공으로 나오는 영화 〈닥터〉가 개봉했다. 영화에는 산울림의 리더였던 김창완이 성형외과 의사로 분해서 연기를 펼친다. 경제적으로, 사회적으로 성공한 위치에 젊고 아름다운 아내와 살고 있지만, 어느 날 아내의 외도를 목격하고 살인마가 된다는 줄거리다.

이런 이야기가 영화만의 일은 아니다. 한때 어떤 성형외과가 인구에 회자된 적이 있다. 인터넷에 올라온 후기를 통해 알려지기 시작했는데, 후기의 사진을 보면 부작용이라고 보기에는 의도적으로 그렇게 만든 듯한 느낌이었다.

그런데 시간이 흐르면서 그런 사례들이 많이 올라오면서 해당 의사에 대한 이야기가 퍼졌다. 의사 자신이 예전에 만나던 여자가 있었는데, 그때 뭔가 안 좋은 기억이 있었다고 한다. 그래서 비슷한 얼굴을 보면 일부러 엉망으로 수술한다는 것이다. 해당 성형외과는 현재 폐업을 했지만, 일부 사례는 아직도 인터넷상에서 돌고 있어 볼 때마다 간담을 서늘케 한다.

의료사고나 부작용은 의사나 환자 모두에게 상처가 된다. 아무리 예측을 잘하고 대처를 한다 하더라도, 만에 하나라도 심각한 부작용이 발생하면 환자는 힘든 경험을 하고, 때로는 남은 인생의 짐이 되기도 한다. 의사 입장에서는 상황에 대한 책임감과 고통을 느끼고, 앞으로 진료하는 것에 심한 부담을 느낄 수 있다. 그러다 보니 한 번 그런 경험을 하고 나서 정신적 부담을 이기지 못하고 직업을 바꾸기도 한다.

그럼에도 의도적으로 환자를 대상으로 문제를 일으켰다니, 싸이코패스 혹은 소시오패스가 아닐까 하는 생각이 들었다. 반사회적 인격장애라고도 알려져 있는데, 이 중 상당수는 성장 과정에서의 교육을 통해 겉으로 볼 때는 큰 문제 없이 성장한다. 그래서 사회적으로 성공한 사람 중에서도 간혹 이런 사람들을 찾아볼 수 있다.

이들에게서 나타나는 가장 큰 특징은 '공감'을 못 한다는 것이다. 선천적으로 이들은 보통 사람들과는 뇌의 구조가 다르다고 알려져 있다. 그중에서도 거울 뉴런mirror neuron이 부족하다는 의견이 지배적이다. 거울 뉴런이 부족하기 때문에 상대방의 기분에 공감하지 못한다. 그러다 보니 자신의 행동에 대한 후회나 책임감을 느끼지 못하고, 대신 상황을 모면하거나 수습해야 한다는 생각만을 가진다.

이런 사람들과 대화를 해보면 얼굴 표정에서도 차이가 난다. 공감을 잘하는 사람들은 상대방의 표정을 잘 따라 한다. 상대방이 슬픈 이야기를 하면 슬픈 표정을 같이 따라 지으면서 공감하고, 즐거운 이야기를 하면 웃는 표정을 같이 지으면서 공감한다. 이렇게 서로에 대한 공감을 바탕으로 이루어진 관계를 라포rapport라고 한다.

의료현장에서는 이 라포를 많이 강조한다. 업무의 특성상 어느 한쪽만 노력해서 되는 것이 아니기 때문이다. 그래서 상호 협조가 중요하다. 의료진과 환자가 서로의 감정, 사고, 경험을 이해하면서 공감대를 형성하고 라포를 쌓아야 서로에 대한 신뢰를 가질 수 있다.

라포가 쌓이지 않은 상태에서 무언가를 한다는 것은 상당히 힘들다. 특히 인생에 큰 영향을 미칠 수 있는 의료행위는 더욱 그렇다. 그래서 단순히 눈에 보이는 변화보다 그 안에 담긴 감정이나 생각하는 바를 잘 이해하는 것이 중요하다.

라포가 쌓였는지 아닌지는 대화하는 사람들의 얼굴만 보아도 알 수 있다. 같은 이야기를 하면서도 다른 표정을 짓고 있다면 서로 다른 감정을 느끼는 것이고, 그만큼 공감대가 잘 이루어지지 않고 있는 것이다. 그런 상태에서는 서로에 대한 신뢰감도 떨어질 수밖에 없다. 반면 라포가 쌓인 관계에서는 같은 이야기를 하면서 거의 흡사한 표정을 짓는다. 그만큼 같은 감정을 공유하고 있는 것이다. 거울 뉴런이 활성화되어 상대방의 아픔을 내 아픔처럼, 상대방의 기쁨을 내 기쁨처럼 느끼는 것이다.

위에서 나온 그 성형외과 의사가 상대방에 대해 얼마나 공감했을지를 생각해본다. 서로 공감을 하고 라포를 쌓았더라면 상대방의 얼굴을 자신의 얼굴처럼 생각했을 것이다. 하지만 그렇지 않았기에 괴담 수준의 사례들이 알려졌을 것이다. 타인에 대한 공감이 얼마나 중요한지 다시 한 번 생각하게 된다.

그림자 의사를 아시나요?

영화 〈미녀는 괴로워〉의 주인공 한나는 성형수술 전 무대에 오르는 가수 대신 노래를 부르는 '얼굴 없는 가수'를 직업으로 삼았다. 병원에도 그런 의사들이 있다. 특히 큰 병원일수록 유명한 의사는 진료만 보고 수술에는 참여하지 않는 경우가 빈번하다. 아무래도 큰 병원에서 직위가 높은 의사들은 진료뿐 아니라 경영 및 대외활동으로 바쁘기 때문에 모든 업무를 다 할 수는 없을 것이다. 그래서 환자와 직접 얼굴을 마주하지 않아도 되는 수술에는 진료를 봤던 의사 대신 다른 의사가 참여해서 수술하는 경우가 있다. 이를 일명 그림자 의사 Shadow surgeon 라고 한다.

그림자 의사가 대두된 것은 기업형 성형외과가 등장하고, 양악수술과 안면윤곽수술이 유행하기 시작한 때와 거의 비슷하다. 양악수술과 안면윤곽수술은 기존의 성형수술에 비해 시술비용이 높기 때문에 많은 성형외과에서 앞다투어 이런 수술을 하기 시작했다. 원래 이런 수술에 대해 트레이닝을 받고 전문적인 지식과 경험이 있는 의사들이 그만큼 있으면 다행이겠지만, 그렇지 못했기 때문에 이런 그림자 의사들이 다수 존재했다.

병원에서는 자본력과 마케팅으로 양악수술이나 안면윤곽수술을 하고자 하는 환자를 모집하고, 환자들은 그 병원의 브랜드를 보고 찾아간다. 진료실에서는 매체에 많이 나오고 유명한 의사가 상담을 한다. 하지만 그 의사가 해당 수술을 하기 위한 트레이닝을 받거나 경험이 없는 상태에서 수술을 권하기도 한다. 심지어 어떤 병원은 그 병원 원장이 양악수술을 할 줄조차 모르는데도 불구하고 10년 이상의 경력이 있는 것처럼 광고를 하기도 했다. 그래도 어떻게든 환자만 온다면 그림자 의사에게 맡기면 되기 때문이다.

그림자 의사들은 나름대로 편한 점이 있다. 진료 일선에 나서지 않으니 환자와의 관계에서 자유롭다. 감정노동을 하지 않고 그저 자기 할 일만 하면 된다. 사람 대하는 것이 불편한 사람에게는 적격이다. 그리고 수술 이후에 발생하는 문제는 병원에서 감당을 해주니 그 역시 편하다고 느낄 수 있다.

대부분의 산업에서 규모가 커지다 보면 업무가 나누어지게 된다. 프로세스를 쪼개어 각각의 업무를 전문적으로 전담하는 분업화가 이루어진다. 이는 산업화에서 나타나는 특징이기도 하다. '진료는 의사에게, 약은 약사에게'가 대표적인 분업화의 예다.

그림자 의사의 등장은 산업화하는 의료현장을 나타낸다. 진료 과정도 분업화하면서 진료를 보는 의사와 수술하는 의사가 달라지는 것이다. 각자 자기가 맡은 일만 열심히 하면 되니, 누이 좋고 매부 좋은 일이다.

그런데 여기에 하나가 빠져 있다. 바로 환자와의 관계다. 의료가 다른 산업과 가장 다른 점이 의료진과 환자의 관계다. 물건을 파는 것과는 달리 지속적인 관계 형성과 의사소통이 매우 중요하기 때문이다. 진료현장에서는 '라포'를 중요하게 여긴다. 프랑스어로 '마음의 유대'라는 뜻인데, 사람 대 사람 사이의 언어적 그리고 비언어적 관계를 뜻한다. 라포가 형성되면서 환자와 의사는 공감대를 가지고, 동반자적 관계를 맺게 된다.

그림자 의사와 환자는 이런 라포가 이루어져 있지 않다. 그저 업무를 수행하는 대상으로 여겨질 뿐이다. 이는 인간을 도구 내지는 수단으로 바라보는 산업화의 시각과 맞닿아 있다. 산업화의 기저에는 기계론적 자연관이 깔려 있다. 기계론적 자연관의 관점에서 보면, 사람은 여러 부품으로 구성된 기계 같은 존재다. 그래서 이를 분해하고 재구성하는 대상으로 인체를 바라본다.

우리는 타인의 욕망을 욕망한다

매체가 발달하면서 과거에는 볼 수 없었던 다른 나라 사람 혹은 다른 인종을 매일 TV나 인터넷으로 볼 수 있게 되었다. 자주 보다 보니 익숙해지고, 익숙해지다 보니 어느덧 아름답게 느끼는 것이다. 때로는 스칼렛 요한슨이나 크리스찬 베일 같은 해외 스타들의 얼굴이 멀리 떨어져 있는 친척보다 더 가깝고 친숙하게 느껴지기도 한다.

TV나 인터넷이 발달하기 이전에는 가족들의 얼굴을 먼저 보고 자라면서 친밀감을 느끼고 낯선 사람을 보면서 불안감을 느꼈을 것이다. 본인의 얼굴과 어려서부터 계속 자주 보며 지냈던 이웃들을 통해 미적인 기준도 형성되었을 것이다.

영상매체가 발달하면서 우리가 가진 미의 기준도 영향을 받는다. 이전에는 주로 실생활에서 접하는 이웃이나 가족들의 얼굴이 뇌에 누적되면서 평균적인 얼굴의 이미지를 형성했다. 반면 요즘은 인터넷이나 각종 매체에서 접하는 사람들의 얼굴을 더 자주 접하게 되다 보니 평균적인 이미지 자체가 바뀌게 된다. 이렇게 형성된 이미지는 무의식중에 미의 기준으로 작용하게 된다.

이런 이미지는 현실과는 어느 정도 괴리가 있다. 매체를 통해 접하는 얼굴과 현실적인 얼굴은 다르다. 그렇다 보니 자신의 얼굴을 보면서 위화감을 느끼고 자신감을 상실하기도 한다. 이는 외모가 중시되는 연예인들에게서도 나타난다. 정말 아름다워 보이는 연예인들도 외모 콤플렉스를 하소연하고 고민을 토로한다. 일부는 그 정도가 지나쳐서 망언 대열에 합류하기도 한다.

이렇게 추구하는 아름다움은 진정한 아름다움인가? 우리는 도대체 아름다움을 통해 무엇을 추구하는 것일까? 이 질문에 대한 답을 찾고자 하는 연구가 있었다.

2004년 10월, 〈미에 대한 진정한 진실: 세계적 보고서〉라는 제목의 보고서가 발표되었다. 전 세계에서 3200명 이상을 대상으로 한 이 연구는 미에 대한 인식이 어떻게 해체되며, 재구성되는지를 보여준다. 이 보고서의 설문조사에 따르면, 이 사회는 '어머니 세대에 비해 외모가 매력적이길 바라고 있으며'(63%) '여성들의 외모가 계속해서 나아지기'(60%)를 바란다는 것이다. 그리고 미디어와 광고에서 '일반 사람들은 도달할 수 없는 비현실적인 수준의 미적 기준'을 내보내고 있다(68%)고 생각한다.

이 연구를 지원한 유니레버 사는 그 이후 다양한 프로그램을 통해 자기애를 고취하는 캠페인을 진행했다. 그중 하나가 '리얼 뷰티 스케치'라는 프로그램이다. 이 프로그램에 참여한 사람의 설명을 통해 화가가 그림을 그린다. 한 번은 자기 자신의 얼굴을 보면서 하는 설명을 들으면서 그림을 그린다. 또 한 번은 다른 사람이 그 사람의 얼굴을 보면서 하는 설명을 들으면서 그림을 그린다. 이렇게 한 사람의 얼굴에 대한 두 개의 그림이 그려진다. 그런데 결과는 사뭇 다르다. 자기 스스로에 대한 설명으로 그린 얼굴보다 다른 사람이 묘사한 얼굴이 더 아름답게 느껴진다.

스스로의 설명을 듣고 그린 그림에는 주름이나 점 등이 훨씬 자세히 묘사된 반면, 제3자의 설명을 듣고 그린 그림에는 그런 것들이 많이 표현되어 있지 않다. 스스로의 얼굴을 보면서 심각하고 크게 받아들이는 것들이 오히려 다른 사람 눈에는 거의 띄지 않을 수 있다.

우리는 우리 자신을 필요 이상으로 부족하다고 여기는 것 아닐까? 원래 사람은 선천적으로 자기보존의 욕구를 타고났다. 그러나 자라면서 스스로를 억누르는 것에 익숙해진다. 주변 사람들 혹은 매체에서 기대하는, 혹은 주입하는 이미지를 확대 포장해서 말이다.

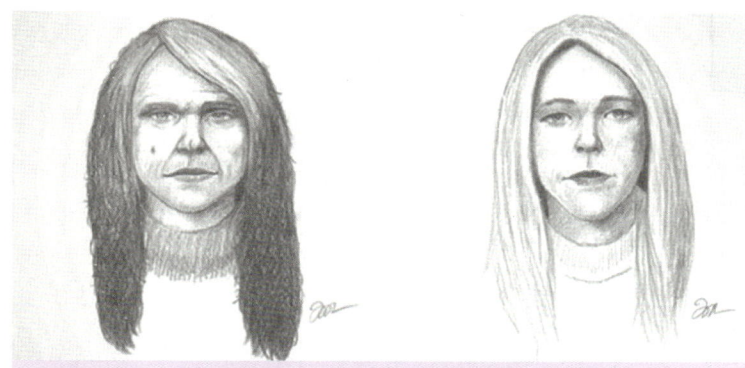

▲ 좌측은 당사자의 설명을 듣고 그린 초상화, 우측은 제3자의 설명을 듣고 그린 초상화*
ⓒ Gil Zamora / Dove

"인간은 타인의 욕망을 욕망한다." 프랑스의 철학자 자크 라캉이 남긴 말이다. 남이 나한테 바라리라 여기는 것을 나 자신이 바란다는 것이다. '남한테 잘 보여야 해'라는 생각이 스스로를 지배하는 것이다.

그러나 안타깝게도 이 욕망은 충족되지 않는다. 이 욕망은 확대되고 재생산될 뿐이다. 실체가 없는 욕망이기 때문이다. 우리는 스스로를 있는 그대로 볼 필요가 있다. 우리는 생각하는 것보다 훨씬 아름답고 사랑스러운 존재다.

---

* 출처: http://realbeautysketches.dove.com

추형장애,
성형의 늪에 빠진 사람들

성형외과 전문의인 B선생과 담소를 나누던 중이었다. 비슷한 업종에 있다 보니 자연스럽게 요즘의 경향이라든가, 진료하면서 만난 사람들 이야기를 하게 됐다. 그러다가 진료를 하면서 가장 힘들었던 경우에 대한 이야기가 나왔다. 성형수술을 하고 난 뒤 경과 확인을 하러 온 사람이 '수술은 잘 됐는데 예뻐지지 않았다'는 것. 분명히 본인의 요청에 의해 이뤄진 수술이었고, 수술 전에 나중의 모습을 미리 확인했는데도 말이다. 그런데 이야기를 더 들어보니, 수술 전에도 원래 괜찮은 외모임에도 자신은 못생겼다고 하소연하며 병원을 방문했다고 한다.

나를 자주 찾는 L씨(여성)의 사례도 비슷하다. L씨는 정말 깨끗한 피부와 출중한 외모의 소유자인데 항상 '얼굴이 이상하다'며 찾아오곤 한다. '피부가 뒤집혔다'고 하소연할 때는 아주 미세한 피지가 있거나 아주 살짝 붉어진 경우였다. 최근 L씨는 '코가 이상하게 생겼다'며 다른 병원에서 수차례 수술을 했고, "아직도 마음에 안 든다"며 재수술을 고려하고 있다.

이처럼 자신의 외모에 막연한 불만을 느끼는 사람들이 의외로 많다. 이런 사람들은 L씨처럼 타인이 볼 때 괜찮은 상태임에도 자신의 외모를 과하게 평가절하한다. 깨끗한 피부를 더럽다고 생각하기도 하고, 날렵한 코를 주먹코 내지는 들창코라고 생각하기도 한다. 나이보다 젊어 보여도 나이가 들어 보인다고 생각한다. 실주름이라도 하나 발견하면 마치 다 늙어버린 것처럼 한탄하기도 한다. 이런 걱정이 심해지면 사람들을 피하고 직장을 그만두고 집 안에 틀어박혀 두문불출하기도 하고, 자신의 걱정을 해결해줄 병원을 찾는 데 시간을 허비하기도 한다.

이렇게 '자신이 매력이 없다'고 믿거나, 굳이 흠을 잡을 데가 없음에도 눈에 띄는 결함이 있다고 호소하는 증상을 '신체이형장애(추형장애)'라고 한다. 전체 인구의 2% 정도가 이 증상을 보이는 것으로 보고되고 있지만, 대부분 정신과가 아닌 피부과·성형외과에 가기 때문에 실제로는 더 많을 것으로 추정된다.

1972년의 한 연구에서는 23%의 여성과 15%의 남성이 자신의 외모에 불만을 느끼는 것으로 나타났다. 14년 후인 1986년에는 여성의 38%, 남성의 34%가 외모에 불만을 갖고 있는 것으로 조사됐다. 2013년 현재 필자가 체감하기에는 거의 50% 이상이 자신의 외모에 불만을 느끼는 것 같다. 이런 사람들이 모두 추형장애를 갖고 있다고 단정 지을 수는 없지만, 상당히 많은 사람들이 자신의 외모에 불만을 품고 있는 것으로 보인다.

추형장애는 일종의 강박장애다. 단순히 외모가 추하다고 여기는 정도가 아니라 강박적으로 그 생각에 매달려 있다. 하루에도 몇 시간씩 고민을 한다. '이 얼굴로 어떻게 밖에 나가?'라고 생각하며 타인과의 관계 형성에서 어려움을 겪기도 한다. 이 증상은 타인이 봤을 때 매력적인 사람에게서도 나타난다. 일부는 스스로의 걱정이 부질없는 것임을 알면서도 어쩔 수 없다고 한다.

거울을 자주 볼수록 추형장애가 더 심해진다면? 당신은 믿을 수 있겠는가. 믿기지 않는다면 거울을 앞에 두고 자신의 얼굴을 보라. 눈만 따로 10초, 코만 따로 10초, 입만 따로 10초. 이렇게 응시하고 나서 다시 전체적으로 얼굴을 바라보자. 뭔가 달라진 것을 느낄 것이다. 이를 '게슈탈트 붕괴현상'이라고 한다.

이번에는 다른 시도를 해보자. 주전자라는 단어를 떠올려보자. 입으로 주·전·자, 주·전·자……. 이렇게 여러 번 반복해보자. 여러 번 반복하면 이질적인 느낌을 받을 것이다. 이처럼 어떤 대상에 지나치게 집중하다가 그 전체적인 개념이나 느낌을 잊어버리는 현상을 게슈탈트 붕괴현상이라고 한다. 추형장애가 있으면 거울을 더 자주 보게 되는데, 거울을 자주 보면 볼수록 게슈탈트 붕괴현상으로 인해 추형장애가 심해지는 악순환이 생긴다.

안타깝게도 나나 B선생 같은 사람들이 그들을 위해 해줄 수 있는 일은 별로 없다. 원래 문제가 있다면 그 문제를 해결하면 된다. 하지만 존재하지 않는 문제를 해결할 수는 없기 때문이다. 오히려 문제를 더 키울 수 있다. 얼굴이 정상임에도 삐뚤어져 보이고 비대칭으로 보여서 수술·시술을 했는데…… 하고 나서도 이상해 보인다. 그러다 보니 몇 번이고 재수술을 한다.

의료인 입장에서는 이런 사람들을 감별해야 한다. 어느 정도는 선을 긋고 그들이 '생각보다 멀쩡하고 괜찮다는 것'을 알려주고, 자존심을 높일 수 있는 방법을 찾아줘야 한다. 일부 의료인들이 그들의 염려에 편승해 과잉 성형을 조장하기도 한다는 게 안타까운 현실이다.

성형을 계속하는 것은 근본적인 대책이 아니다. 본질적으로 외모가 괜찮은데도 불구하고 존재하지 않는 결함이나 문제를 계속 찾기 때문이다. 성형을 하더라도 계속해서 문제를 찾기 때문에 만족하지 않는다.

이런 추형장애를 극복하는 방법 중 하나는 거울을 보는 것이다. 거울을 계속 보면 더 심해진다고 했는데 거울을 보라고 하니 의아

할 것이다. 보통 거울을 보면서 자신이 문제가 있다고 생각하는 부분을 계속 보는데, 그것을 반대로 하는 것이다. 만약 눈이 이상하다고 생각되면 다른 부분을 바라보면서 긍정적인 면을 거울 속의 자신과 대화하듯이 이야기하는 것이다. 소리 내어 이야기하다 보면 부정적인 생각이 떠오르는 것을 막을 수 있다.

그리고 얼굴은 그 자체로 존재하는 것이지 눈 따로, 코 따로 존재하는 것이 아니다. 부분을 따로따로 보면서 개선을 해야겠다고 여기는 것보다 전체적인 인상을 통해 스스로를 바라볼 필요가 있다. 남들과 비교를 하는 것보다 나 자신을 그대로 받아들이는 게 중요하다. 그런 면에서 자신의 외모에 대해 '근자감(근거 없는 자신감)'을 가지고 있는 게 오히려 정신건강에 유익하다.

감정노동과 입꼬리 성형의 연관관계

　　　　　　　　　　　표정 중에서 가장 기분 좋은 표정은 당연히 웃는 표정일 것이다. 재미, 자존감, 환희, 안도감, 감사함 등을 모두 우리는 웃음으로 표현한다. 스스로 기분이 좋을 때도 웃을뿐더러 상대방의 표정이 웃고 있을 때 우리는 그 긍정적인 감정을 느낀다.

　웃음치료사들은 웃음 그 자체가 좋다고 강조한다. 웃음으로 인한 다양한 긍정적 효과를 이야기하면서 일단 웃으라고들 한다. 얼굴 피드백 효과에 의해 웃는 것만으로도 긍정적인 감정이 유발된다고 한다. 그리고 대인관계도 좋아질 수 있다고 한다.

　그래서 우리는 사람을 대할 때 웃는 표정을 지으라고 교육받는다. 특히 사람을 대하는 서비스 직종일수록 그 필요성은 높아진다.

그래서 서비스 교육은 미소를 짓는 것부터 시작한다. 물론 서비스를 받는 입장에서는 상대방이 웃는 얼굴로 대한다면 더 기분이 좋을 것이다.

이러한 표정이 정말 진심에서 우러나온다면 좋은 일이겠지만, 안타깝게도 그렇지 않은 경우가 있을 수 있다. 누구나 살면서 힘든 순간이 있을 수 있다. 갑자기 속이 안 좋거나 허리가 아픈 등 몸이 불편할 수도 있고, 신경이 쓰이는 문제가 있을 수도 있다.

그런데 그런 감정을 억누르는 것은 쉽지 않다. 게다가 무뚝뚝하거나 기분이 좋지 않아 보이는 사람을 대하면서 혼자 긍정적인 모습을 보여줘야 하는 것은 그 자체로도 많은 에너지가 필요한 일이다. 그래서 대인 서비스를 '감정노동'이라고 표현한다.

미국의 사회학자 알리 호흐실드가 자신의 저서 《관리된 심장》에서 '감정노동 emotional labor'이라는 말을 처음 사용했다. '좋고 싫고 화나는 것은 모두 개인적인 유형의 감정 상태이지만, 이런 개인 감정 대신 속해 있는 조직의 집단적인 감정을 강요하며, 그 과정에서 개인의 감정이 변형되는 것'을 의미한다.

감정노동의 수위가 높아지면서 다양한 방법이 동원되고 있다. 감정노동자들은 외로워도 슬퍼도 그 감정을 드러내지 않고 웃는 모습을 통해 투철한 서비스 정신을 보여줘야 한다. 그러기 위해 의식적으로 미소를 짓는 데는 한계가 있기 때문이다.

웃는 것처럼 보이기 위해 입꼬리를 올리는 시술을 받기도 한다. 이런 시술의 원리는 단순하다. 웃을 때 입꼬리가 올라가기 때문에 그것이 올라가도록 만드는 것이다. 입꼬리를 아래로 내리는 근육을 이완시키기 위해 보톡스를 놓는 방법은 오래전부터 행해져 왔고, 입꼬리근육을 절개해 입꼬리가 올라가게 하는 성형수술도 이루어지고 있다. 그러나 부정적인 감정이 해소되지 않은 상태에서 억지로 웃는 것은 감정의 교란을 일으킨다. 스스로의 부정적인 감정을 숨기고, 겉으로 다른 사람에게 보여주기 위한 행동은 가면우울증으로 이어지기도 한다.

가면우울증 상태에서는 우울증이 진행되고 있음에도 그런 모습이 드러나지 않거나 더 활발하고 밝아 보인다. 이는 직업상 고객을 상대하는 서비스 직종에서 많이 나타난다. 발산되지 않은 감정은 가슴속 한편에 자리 잡고 소위 '화병'을 일으키기도 한다. 억눌러진 감정은 신체에 스트레스로 작용해 소화불량이나 두통 등 각종 증상을 일으킨다.

이렇게 자신의 감정을 숨기는 데 익숙한 사람들은 표정이 어색한 경우가 많다. 억지로 표정을 짓다 보니 얼굴의 근육들이 긴장되어 있다. 이럴 때는 긴장-이완법으로 표정근육의 긴장을 해소할 수 있다.

화가 난 상태에서 억지로 웃고 있다고 생각해보자. 눈썹을 찡그리는 근육과 입꼬리를 올리는 근육 모두 긴장하고 있을 것이다. 화난 표정을 지으면서 얼굴근육의 움직임을 느껴보자. 눈썹 사이 근육, 코의 근육, 눈꺼풀근육에 힘이 들어갈 것이다. 손으로 만져보면 근육이 긴장하는 게 느껴질 것이다.

긴장이 된 근육 하나하나를 이완시켜 보자. 긴장과 이완을 여러 번 반복해본다. 그리고 웃는 표정을 지으면서 얼굴근육의 움직임을 느껴보자. 입꼬리를 올리는 광대의 근육, 눈가의 근육에 힘이 들어갈 것이다. 역시 이 근육들을 이완시켜 보자. 그러고 나면 표정의 느낌이 부드러워진 걸 알게 될 것이다.

이런 방법이 근본적인 대책은 아니다. 하지만 스스로의 감정에 대해 솔직하고, 그것을 순간적으로 표현하는 것만으로도 도움이 될 것이다.

Chapter 02

아무도 알려주지 않았던 아름다운 얼굴의 비밀

우리는 자신과 닮은 얼굴을 가장 좋아한다

영국 세인트앤드류대학 인지심리학자인 데이빗 페럿 연구팀은 실험 참가자들의 얼굴을 반대의 성별로 합성한 이미지를 만들었다. 실험에 참가한 사람들은 이를 모르는 상태에서 그중 가장 선호하는 얼굴을 선택했다. 실험 결과 가장 많은 선택을 받은 얼굴은 선택을 한 당사자의 얼굴을 합성한 이성의 얼굴이었다.

2009년 4월, EBS에서는 '인간의 두 얼굴'이라는 제목의 다큐멘터리를 방송했다. 이 다큐멘터리에서는 흥미로운 실험을 보여주었다. 실험에 참여한 사람들은 얼굴 사진을 보고 가장 마음에 드는 이성의 사진을 골랐다. 이 실험에 참여한 사람들이 고른 이성의 사진에는 공통점이 있었다. 바로 자기 자신의 얼굴을 합성한 이성의 사진을 고른 것이다.

실제로도 자신과 닮은 사람을 선호하는 경향이 있다는 점을 많은 커플 매니저들이 이야기한다. 부부가 닮아간다는 말이 있는데, 실은 처음부터 닮은 사람들끼리 결혼하는 경우가 많다고 한다.

왜 사람들은 자신과 닮은 사람을 좋아하는 것일까? 우리는 익숙한 것에서 편안함과 만족감을 느낀다. 우리는 항상 접하는 것들을 통해 가치관을 세우게 된다. 만약 얼굴이 길고 키가 큰 사람들끼리 살고 있다면, 그 사람들끼리는 얼굴이 길고 키가 큰 것이 '정상'이라고 생각하게 될 것이다. 그리고 이 '정상적인 모습'이 미의 기준이 될 것이다.

아울러 이 기준은 피아를 식별하는 기준으로도 작용한다. 나와 닮은 사람일수록 내 편일 확률이 높고, 나와 다르게 생겼을수록 내 편이 아닐 확률이 높다고 무의식중에 여기는 것이다. 원시 부족을 생각해보자. 낯선 사람을 만났을 때, 이 사람이 적일 수도 있기 때문에 경계를 해야 한다. 전쟁 중이라면 적과 아군을 빠르게 구분해야 한다.

진화생물학에서 주장하는 것처럼 유전자를 보존하기 위한 현상일 수도 있다. 원시시대에 공동생활을 하면서 공동양육을 한다고 생각해보자. 만약 거주지에 불이 나거나 적이 쳐들어와서 수많은 아이 가운데 한 명을 데리고 도망쳐야 한다고 생각해보자. 당연히 자신의 혈육을 고를 것이고, 자신과 닮은 아이가 자식으로 여겨질 것이다.

　최근의 연구들은 이런 능력이 아주 어릴 때부터 나타난다는 것을 보여준다. 태어난 지 얼마 안 되는 아기도 엄마를 알아본다. 한 실험에서는 연구자들이 평균 1.7일 된 신생아들에게 각자의 어머니와 어머니를 조금 닮은 방금 출산한 여성을 보여주었다. 아기들은 대부분의 시간 동안 진짜 어머니에게 시선을 주목했다. 신생아는 시력이 많이 발달하지 않았음에도 불구하고 어머니의 얼굴을 선호하는 것이다. 이런 사실을 통해 얼굴을 인식하는 능력이 선천적으로 타고난다는 것을 알 수 있다.

　자기 자신과 닮은 얼굴 혹은 익숙한 얼굴을 선호하는 경향은 자신이 속한 집단의 특징을 '정상'적인 기준으로 여기게 된다. 때로는 이런 현상이 지나쳐서 부작용을 나타내기도 한다. 자신과 다른 얼굴을 배척하는 것이다. 인종차별이 대표적인 예다.

　요즘에는 매체의 발달로 세계를 가깝게 접하고 있다. 그래서인지 지역공동체만큼이나 전 세계를 가깝게 느끼기도 한다. 이제는 외국인의 얼굴을 매체를 통해 자주 접하고 익숙하게 느끼고 있다. 이는 미의 기준에도 영향을 미친다. 익숙함을 느끼는 범위가 넓어지면서 그만큼 미의 스펙트럼이 넓어지고 있다. 우리가 외국인의 얼굴을 익숙해하고 아름답게 느끼는 만큼 외국인들도 한국인의 얼굴을 익숙해하고 아름답게 느끼고 있는 것이다. 한국인다운 얼굴, 나다운 얼굴이 가장 아름답다.

외국인 얼굴은
왜 구분하기 어려울까?

우리는 우리와 닮은 사람들을 좋아하고 잘 알아본다. 반대로 우리와 다른 사람들은 잘 알아보지 못한다는 말이기도 하다.

T씨는 영어영문학을 전공하고 외국계 기업에 취직했다. 그에게는 고민이 하나 있었다. 바로 같이 일하는 직장동료나 클라이언트의 얼굴을 잘 구분하지 못한다는 것이었다. 이는 그에게만 국한된 일은 아니다. 필자의 친구 중 한 명은 외국 영화에 나오는 배우들을 보면서 일인다역을 한다고 생각하기도 한다.

이는 지극히 보편적인 현상이다. 우리가 다른 사람의 얼굴을 볼 때는 머릿속에 형성된 표준모형을 근거로 파악한다. 이 표준모형은 지금까지 접한 얼굴들을 통해 만들어지는 기준이다. 한국에서 한국 사람을 계속 보고 자란 사람은 무의식적으로 한국인을 기준으로 한 표준모형을 가지고 있다. 이 표준모형을 근거로 다른 사람을 보면서 눈이 큰지, 코가 높은지 등등을 알아차리는 것이다.

그런데 한국 사람 기준에서는 모든 흑인의 입술이 두껍다거나, 피부가 검은 등의 특징을 가지고 있기 때문에 개개인이 어떻게 다른지 구분하기 힘들다. 코가 오똑하고, 눈이 깊고, 피부가 하얀 백인들을 볼 때도 마찬가지다. 표준모형에 가까울수록 미묘한 차이를 잘 알아차리는 데 반해 표준모형과 다를수록 개개인의 미묘한 차이를 알아차리기 힘든 것이다.

한국 사람이 배우 정우성과 장혁의 얼굴을 구분하는 것보다 흑인이나 백인이 그들의 얼굴을 구분하는 것이 훨씬 어려운 것이다. 반대로 한국 사람이 볼 때는 흑인 배우 크리스 터커와 흑인 코미디언 크리스 락의 얼굴을 훨씬 구분하기 힘들 것이다. 이를 타인종 효과라고 한다. 타인종 효과는 1914년 하버드대학의 심리학자 구스타프 페인골드가 처음 제시했다. 그는 "미국인에게 모든 아시아인은 똑같아 보이며, 반대로 아시아인에게도 백인은 모두 같은 얼굴로 인식된다"고 밝혔다.

우리 뇌에는 N170이라는 뇌신호가 나온다. 얼굴을 처리하면서 주로 발생하는데, 같은 인종을 볼 때와 다른 인종을 볼 때 이 신호가 다르게 나타난다. 영국 글래스고대학 로버트 칼대라 교수 팀의 연구에 따르면, 같은 인종의 다른 표정의 사진을 두 장 연달아 볼 때는 뇌신호가 감소한다. 익숙해지기 때문에 자극을 덜 받는 것이다. 반대로 다른 인종의 사진들을 볼 때는 뇌신호가 그대로였다.

어떤 인종이든 처음 보는 얼굴에는 낯설게 느낀다. 하지만 같은 인종일 경우에는 금방 익숙하게 받아들이는 데 반해 다른 인종일 경우에는 '아, 다른 인종이구나' 하고 계속 낯설게 느낀다는 것이다. 자동차를 예로 들면, 자동차에 관심이 많은 사람은 자동차의 각각 다른 모양을 잘 인식하고, 어떤 모델인지 잘 안다. 관심이 아주 많다면 어느 회사의 몇 년도 모델인지도 알아차린다. 반면 자동차에 관심이 없는 사람은 좀 더 대략적으로 '세단' '오픈카' 정도로 파악한다.

자신과 같은 인종을 더 잘 알아보는 현상은 아주 어릴 때부터 나타난다. 생후 3개월부터 얼굴 특징을 구분하고 같은 인종의 얼굴을 좀 더 오래 쳐다본다고 한다. 미국 노스웨스턴대학의 연구에 따르면, 같은 인종의 얼굴을 볼 때 뇌가 더 활성화한다고 한다. 이 연구팀은 뇌에서 P2와 N200이라는 뇌신호를 측정했다. P2는 시각정보를 종합하는 후두엽과 두정엽 부위에서 나온다. 이를테면 얼굴을 보고 피부색이나 이목구비의 모양 등 특징을 모으는 곳이다. N200은 시각정보를 기억하는 전두엽에서 나온다. 이들은 같은 인종의 얼굴을 볼 때 더 크게 측정되었다. 이들이 더 활발하게 나온다는 것은 그만큼 같은 인종의 얼굴을 볼 때 특징을 더 자세히 관찰하고 기억한다는 의미다. 결국 같은 인종의 얼굴을 더 잘 구분하게 된다.

P2는 사진을 처음 보고 2밀리초 후에 뇌의 뒷부분인 후두엽과 두정엽에서 나온다. 이들 부위는 바라본 대상에게서 얻은 정보를 종합하는 곳이다. 가령 사람을 봤다면 얼굴형, 헤어스타일, 눈동자의 색이 어떤지 특징을 모으는 것이다. N200은 뇌가 시각정보를 기억할 때 뇌의 앞부분인 전두엽에서 관측된다. 측정 결과 같은 인종인 백인 남성의 사진을 봤을 때 뇌파가 더 셌다. 연구를 주도한 헤더 루카스 교수는 "뇌가 자극에 활발히 반응할수록 뇌파가 크게 나온다"며 "같은 인종을 볼 때 P2와 N200이 크다는 것은 뇌가 이들의 특징을 더 많이 모으고 정확하게 기억한다는 뜻"이라고 설명했다. 그만큼 같은 인종의 얼굴을 더욱 잘 구분한다는 얘기다.

같은 인종의 얼굴을 더 잘 알아보는 현상은 환경에 따라 바뀔 수 있다. 2003년 영국 서섹스대학 연구진은 남아프리카 흑인들과 영국 백인들을 대상으로 연구를 했다. 이 연구에 참여한 사람들은 흑인과 백인의 얼굴 사진을 보며 자신이 본 얼굴을 기억하는지를 확인했다. 모두 각자가 속한 인종의 얼굴을 더 잘 구분했다. 하지만 일부 흑인들은 백인 얼굴도 잘 알아보고 기억했다. 이들은 백인과 자주 접촉하고 생활한 사람들이었다. 해외로 이민 간 초기에는 사람의 얼굴을 잘 알아보지 못하다가도, 계속해서 그 사람들과 접촉하며 살다 보면 잘 알아보게 되는 것도 마찬가지 현상이다. 요즘은 K-POP 열풍 덕분에 한국인의 얼굴을 알아보는 외국인들이 많이 늘고 있다.

타인종 효과는 태어나면서 타고나는 자연스러운 현상이다. 하지만 세계가 하나 되고 있는 이때, 서로에 대한 관심과 애정을 가지고 얼굴을 보는 것이 어떨까.

한국인의 얼굴은 무엇이 다른가?

우리는 한국인이 '한민족'이라는 단일민족으로 이루어져 있다고 생각해왔다. 이런 '단일민족' 개념은 역사적으로 위기가 있을 때마다 단합하는 원동력이 되기도 했다. 하지만 요즘에는 다문화가정이 늘어나고 국제교류가 잦아지면서 점차 희석되는 추세이기도 하다.

단일민족이라는 생각을 가지고 있었지만, 한국 사람들이 모두 다 똑같이 생긴 것은 아니다. 필자처럼 홑꺼풀인 사람도 있고, 타고나면서 쌍꺼풀이 있는 사람도 있다. 얼굴형이 둥그런 사람도 있고, 갸름한 사람도 있다.

1987년 미국의 유전학자 리베카 칸은 사람들의 미토콘드리아 DNA를 조사해 인류의 기원이 아프리카로부터 시작되었다고 밝혔

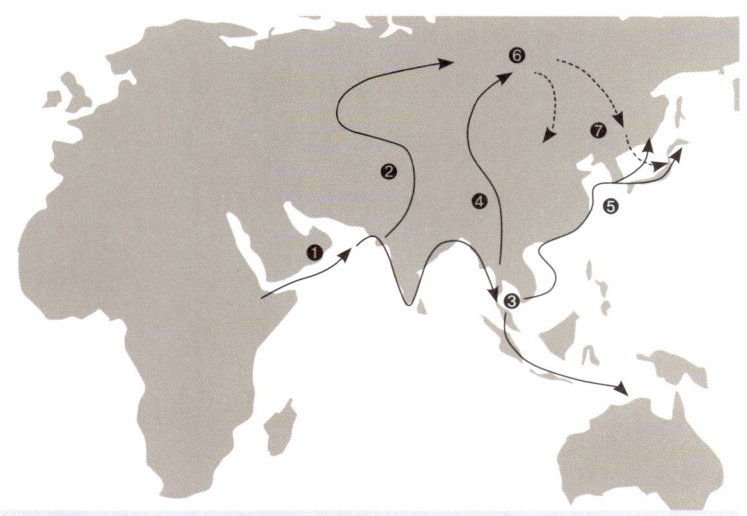

▲ ❶ 7~8만 년 전 원시인류의 이동, ❷ 5만 년 전 중앙아시아 경로, ❸ 남방계 아시아인의 형성, ❹ 티베트 경로, ❺ 동북아시아 경로, ❻ 북방계 아시아인의 형성, ❼ 1만~1만 5000년 전 북방계의 남하

다. 인류의 조상은 동북아프리카에서 출현해 아프리카에 퍼져 살았다. 지금으로부터 7~8만 년 전 인도 서북부로 이동했고, 여기서 아시아, 오스트레일리아, 유럽으로 이동하면서 전 세계에 퍼졌다. 이 중 아시아로 퍼진 사람들이 다시 동북아시아, 티베트, 중앙아시아 등으로 이동했다. 동북아시아로 간 사람들은 인도를 지나 동남아시아를 거쳐 한국에 왔다. 일부는 북서쪽으로 올라가면서 몽골과 시베리아로 향했다. 동북아시아로 가던 일부는 북쪽으로 향해 티베트를 거쳐 몽골과 시베리아로 향했다. 가장 늦게 인도로 이동

한 사람들 일부는 5만 년 전쯤에 중앙아시아의 아프가니스탄, 우즈베키스탄 등을 거쳐 바이칼 호와 시베리아로 향했다.

몽골과 시베리아로 이동했던 사람들을 북방계라고 하고, 반면 순다열도 쪽에서 올라온 사람들을 남방계라고 한다. 남방계는 따뜻한 기후에 적응해서 살았고, 북방계는 추운 기후에 적응해서 살았다. 그런데 2만 5000여 년부터 1만여 년 전에 있었던 빙하기가 북방계 사람들에게 큰 변화를 일으킨다. 수천 년간 극한의 추위 속에서 생존하면서 북방계는 체질이 바뀌고 외모에도 많은 변화가 생겼다.

바이칼 호의 동쪽에서 빙하기를 지낸 퉁구스 북방계가 1만여 년 전부터 한반도로 이주해왔으며, 바이칼 호의 서쪽인 알타이 산맥에서 빙하기를 지낸 알타이 북방계는 2500년 전 무렵부터 한반도에 이주해 살게 되었다. 그들이 남방계와 어울려 살면서 한국인의 조상이 되었다.

이들은 각각 다른 환경에 적응해 살면서 얼굴도 다르게 생겼다. 남방계는 두상에 굴곡이 있고 납작해 '땅콩형'이며 턱선이 각진 편이다. 눈썹이 진하며 눈이 크고 쌍꺼풀이 져 있다. 코는 약간 짧고 넓적하며 코끝이 뭉툭하다. 입술이 두껍고, 귀에는 귓볼이 있다. 반면 북방계는 두상이 길고 둥글어 '고구마형'이며 턱선이 부드럽고 발달한 편이다. 눈썹은 흐리고, 눈이 작고 홑꺼풀이다. 이는 북방계 아시아인에서만 나타나는 특징이기도 하다. 코는 약간 길고, 코끝이 좁다. 입술이 얇고, 귀에는 귓볼이 없어 칼귀에 가깝다.

추운 곳에 사는 동물이 따뜻한 곳에 사는 동물에 비해 귀, 코, 팔, 다리와 같은 몸의 말단부위가 작다는 앨런의 법칙이 사람의 얼굴에도 적용되었다고 볼 수 있다. 1877년 J. A. 앨런이 주장한 이 법칙에 따르면, 체온을 일정하게 유지하기 위해서는 추운 곳에 살수록 최대한 자신의 체열을 주변으로 발산하지 말아야 하며, 반대로 더운 곳에 살수록 체열을 발산해야 한다. 앨런의 법칙은 이와 같은 원리를 몸의 말단부위의 크기와 연관 지은 법칙이다. 체열을 주변에 발산하는 곳은 밖으로 드러나 있는 몸의 표면적인데, 이 표

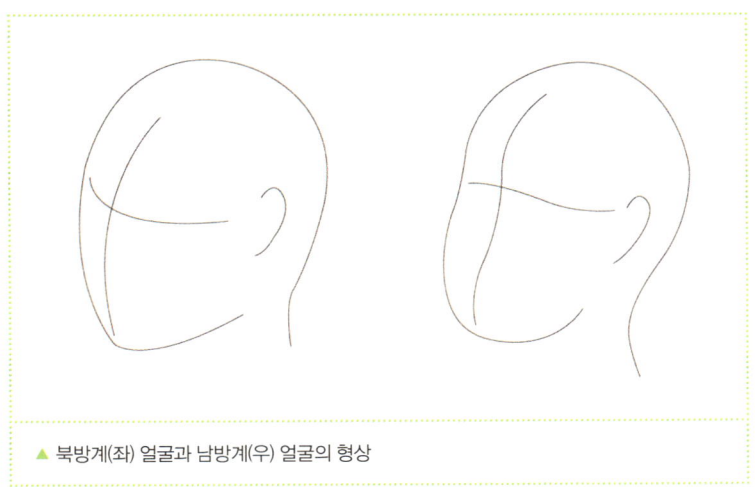

▲ 북방계(좌) 얼굴과 남방계(우) 얼굴의 형상

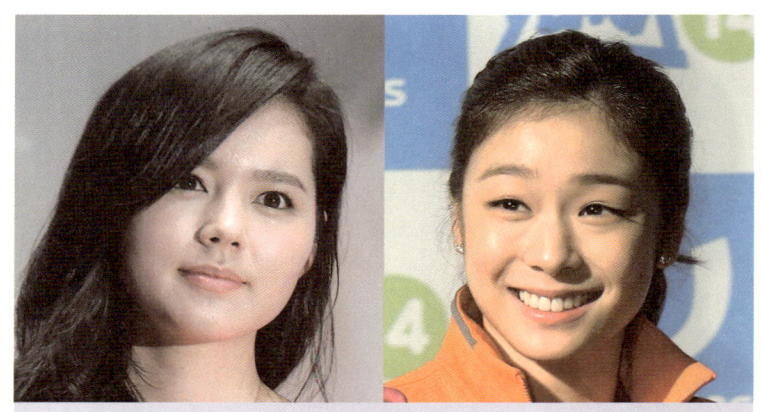

▲ 한가인은 대표적인 남방계형, 김연아는 북방계형의 얼굴이다.

면적이 넓을수록 열을 많이 발산하고 좁을수록 적게 발산한다. 따라서 추운 곳에 살수록 돌출한 부위가 작아야 하며, 더운 곳에 살수록 도드라진 부위가 커야 한다.

그래서 북방계는 두상이 굴곡이 없이 매끈하며 이목구비가 작고, 남방계는 두상의 굴곡이 상대적으로 심한 편이며 이목구비가 크다.

여성 연예인을 예로 들면 한가인은 남방계형이며, 김연아는 북방계형이라고 볼 수 있다. 남성 연예인 중에서는 장동건은 남방계형, 비는 북방계형이라고 볼 수 있다. 남방계는 전체적으로 이목구비가 뚜렷하고, 얼굴형이 입체적이라 활달하고 시원해 보이는 느낌이다. 반면 북방계는 전체적으로 이목구비가 작고, 얼굴형이 매끄러워서 지적이고 단정한 느낌이다.

각자의 얼굴을 하나하나 살펴보면, 완전한 북방계나 완전한 남방계는 드물다는 것을 알게 된다. 오랜 역사 동안 북방계와 남방계가 같이 살아왔기 때문에 많은 사람이 북방계 요소와 남방계 요소를 같이 가지고 있다.

지금 우리의 얼굴은 오랜 세월에 걸쳐서 형성된 흔적이다. 우리의 조상이 어디서 왔고 어떻게 살아왔는지를 얼굴을 보면서 알 수 있다. 타고난 얼굴을 이해하고 받아들이는 것으로부터 아름다움이 시작된다.

인간의 얼굴이 가지는 특징들

나와 닮은 사람을 친숙하게 여기고, 더 나아가 미의 기준으로 여긴다. 이러한 경향은 점차 확장되면서 가족으로 그 범위가 넓어진다. 그리고 더 나아가면 자신이 소속된 집단(민족, 국가)에서 나타나는 특징을 정상의 기준 혹은 미의 기준으로 여긴다. 어떤 집단의 구성원들이 각각 자신과 닮은 사람을 미의 기준으로 여긴다면 그 집단의 미의 기준은 전체 구성원의 평균이 되는 것이다.

이처럼 평균적인 얼굴이 미의 기준이 되는 것에 대해 일찍이 많은 사람이 관심을 가졌다. 주디 랭로이스는 저술《매력 있는 얼굴은 그저 평균적인 얼굴일 뿐이다》를 통해 "여러 사람의 얼굴을 합성한 평균적인 얼굴에서 호감도를 가장 높게 느낀다"고 밝혔다. 그의 연구에 따르면, 많은 얼굴을 합성할수록 사람들이 느끼는 호감도는 점점 높아졌다는 것이다.

이후 '평균적인 얼굴'에 왜 호감을 느끼는지에 대해 다양한 연구가 이뤄졌다. 태어나기 전 자궁 속에 있을 때 안정적으로 자랄수록 '평균적인 모습'에 가깝게 성장한다고 보는 견해가 있다. 혹은 세대를 거치면서 다양한 유전자가 섞이면서 생존에 유리한 유전자가 살아남았는데, '평균적인 사람'일수록 생존에 적합하다고 여기기도 한다. 이를테면 평균적인 모양의 코가 호흡에 가장 적합하다고 보는 것이다.

인류의 평균적인 얼굴은 동물과 다른 사람만의 특징을 보여주기도 한다. 진화와 더불어 사람의 얼굴은 다른 동물들과 다르게 바뀌었다. 가장 큰 특징은 입 부분이 들어가면서 납작해졌다는 것

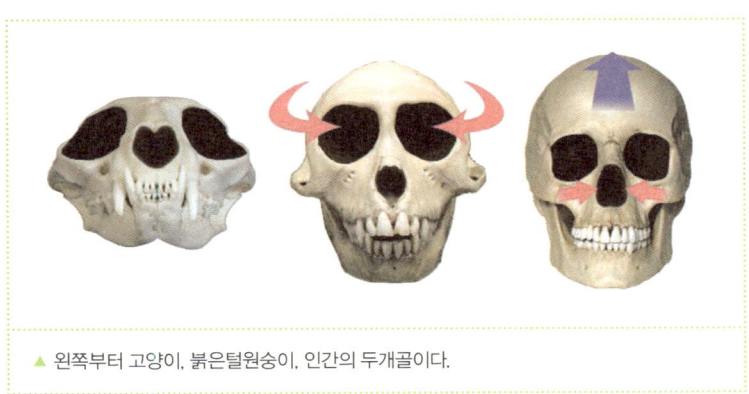

▲ 왼쪽부터 고양이, 붉은털원숭이, 인간의 두개골이다.

이다. 다른 동물들은 얼굴이 볼록해서 시선마저도 정면을 볼 수 없지만 사람은 얼굴이 오목해져서 납작해 보인다.

앞 페이지의 그림만 봐도 알 수 있듯이 진화할수록 눈이 가운데로 모이는 것을 알 수 있다. 그리고 뇌가 발달하면서 뇌의 부피도 커졌다. 아울러 뇌를 담고 있는 두개골 역시 커지면서 정면에서 얼굴을 볼 때 사람의 이마가 다른 동물들보다 높고, 많이 튀어나와 보인다.

네덜란드의 해부학자 P. 캄퍼는 인종 차이를 계량적으로 설명하기 위해 안면각facial angle을 재는 방법을 고안했다. 안면각은 눈썹 사이와 코밑에서 가장 낮은 부위를 잇는 선과 코끝 가장 낮은 부위에서 귓구멍을 이은 선이 이루는 각도를 말한다.

안면각은 진화와 더불어 커지게 된다. 뇌가 커지면 이마가 앞으로 돌출되기 때문이다. 그렇게 되면 상대적으로 턱뼈의 비중이 작

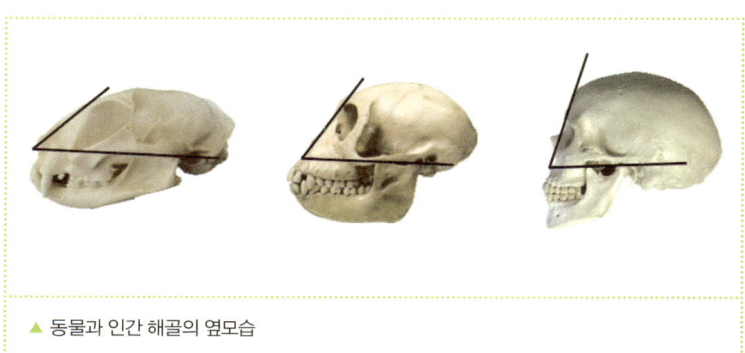

▲ 동물과 인간 해골의 옆모습

아지면서 귀가 아래로 내려가게 된다.

　높은 코도 사람만의 특징이다. 코 자체가 융기되어 볼록하게 나온 종은 사람이 유일하다. 대부분의 동물은 상악 위에 콧구멍만 나와 있다. 코끼리는 코가 길게 나온 것 같지만, 실은 윗입술이 길어진 것으로 코 자체는 사람처럼 오똑하게 높지는 않다.

　이와 함께 턱끝이 돌출한 것도 사람만의 특징이다. 사람의 턱뼈는 다른 동물에 비해 매우 작은 편이다. 다른 동물처럼 치아와 턱을 무기로 사용하지 않는다. 요리를 하면서 부드러운 음식을 먹게 되면서 턱뼈와 치아가 상대적으로 퇴화한 것으로 여겨진다. 전체적으로 치아가 안쪽으로 들어가 옥니형이 되면서 턱끝이 나온 구조가 사람의 특징이라 할 수 있는데, 다른 동물과 비교했을 때 합죽이처럼 보일 수도 있다.

　이런 특징들은 사람과 다른 동물을 구별하는 요소다. 그래서 이런 특징을 강조하는 게 미의 기준으로 여겨지기도 한다. 예술작품을 보면 이런 특징을 강조한 것을 많이 볼 수 있다. 사람만이 가지는 특징이기 때문에 다른 동물과 차별화된 모습을 강조하는 것이다. 하지만 강조가 지나쳐서 정상적인 범위를 벗어나 '초정상 자극'에 이르면 오히려 문제가 될 수 있다.

얼굴을 인식하는
뇌의 활동

우리가 보는 다른 것들과는 달리 얼굴을 볼 때는 뇌에서 특별한 반응이 일어난다. 우선 나무를 보면서 '아, 이게 나무구나'라고 알아차리는 것보다 얼굴을 보면서 '누군가의 얼굴이구나'라고 알아차리는 것이 훨씬 빠르다. 이는 방추상피질이라고 알려진 뇌의 안면 영역 덕분이다.

이 부분은 뇌의 후두엽과 측두엽 사이의 아래쪽에 위치하고 있으면서 얼굴을 보면 특별히 활성화되면서 반응을 한다. 얼굴 그림, 스마일 마크 등에는 반응하지만 음식, 건물, 풍경 등 얼굴이 아닌 것에는 반응하지 않는다. 눈, 코, 입을 뒤섞어놓은 얼굴에도 반응하지 않으며, 얼굴의 각 부위만 따로 볼 때에도 반응하지 않는다.

이 부분이 빨리 반응하기 때문에 우리는 다른 것들에 비해 사람의 얼굴에 더 시선이 간다. 그리고 얼굴을 보면서 따로 생각할 필요 없이 얼굴이라고 바로 인식을 한다. 반면 다른 것들은 보면서 '저게 뭐지?' 하고 생각하는 과정이 있기 때문에 인식하는 데 시간이 걸린다. 얼굴 전문 그래픽 가속기인 셈이다.

얼굴을 인식하는 방추형 안면 영역이 질병이나 사고 등의 이유로 손상되면 안면인식장애가 생긴다. 시각에는 장애가 없지만 얼굴을 알아보는 능력이 떨어지는 것이다. 심지어는 자신의 얼굴을 알아보지 못하는 경우도 있다.

아래 그림을 보자마자 우리는 즉각적인 혼란을 느낀다. 눈 둘, 코 하나, 입 하나가 있는 얼굴에 익숙해져 있고 그래야만 얼굴이라고 생각하기 때문이다.

이 그림을 보면서 '눈이 두 개 더 있고, 입이 두 개 있는 얼굴이다'라고 이성적으로 파악하기 이전에 이상하다고 느낀다. 얼굴이 위아래로 움직이는 것처럼 혹은 동시에 있는 것 같은 혼란을 느낀다. 그만큼 우리는 얼굴을 순간적으로 받아들인다.

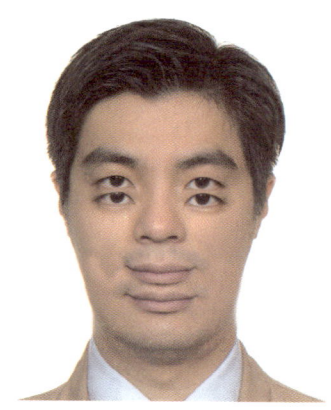

우리는 이런 뇌의 활동 덕분에 다른 패턴들보다 얼굴의 패

턴을 더 빨리 인식한다. 추상적인 도형 중에서도 얼굴 패턴에 가까운 도형을 더 빨리 인식한다.

그래서 구름의 모양이나 토스트의 탄 자국에서도 얼굴과 비슷한 모양을 발견하고 거기에 의미를 부여한다. 심지어 태어난 지 얼마 안 된 아이들도 마찬가지다. 얼굴을 연상하는 도형들을 더 오래 쳐다본다.

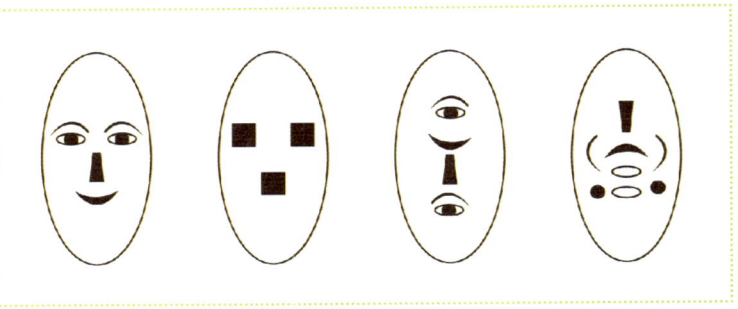

우리의 뇌는 얼굴을 다른 것들보다 훨씬 더 정확하게 기억한다. 어떤 실험에 따르면 사람들은 이틀 전에 처음 본 얼굴을 96% 정확도로 인식한다고 한다. 심지어 몇 달 후에도 매우 정확하게 기억한다고 한다. 그 사람이 업무적으로나 사적으로 관계를 형성한 사람이라면 그 기억은 더 정확하고 오래가게 된다.

어떤 얼굴을 봤는데 그것이 나의 할머니 얼굴이라면 '할머니 세포'를 자극한다. 할머니 세포는 할머니에 대한 이미지, 느낌 등에 반응한다. 이처럼 할머니에 반응하는 세포가 있는가 하면 가수 싸이에만 반응하는 세포도 있다. 이렇게 특정 개인에만 반응하는 세포들을 발견한 연구에서 영화배우 제니퍼 애니스톤 사진이 많이 사용되어 '제니퍼 애니스톤' 세포라고도 한다.

'제니퍼 애니스톤' 세포는 그 배우의 여러 사진에는 반응했지만, 비슷하게 생긴 다른 사람에는 반응하지 않았다. 이 세포들은 각각 그 사람에 대한 개념을 담고 있다고 해서 개념세포라고도 불린다. 개념세포는 우리가 보는 얼굴과 그 사람에 관한 기억을 연결시켜 주는 역할을 한다. 그래서 어떤 사람의 얼굴이 성형으로 바뀐다면 그 사람에 관련된 예전의 기억과 경험도 덜 회상된다고 본다.

그래서 연예인들은 자신의 얼굴을 사람들의 뇌 속에 각인시키기 위해 노력한다. 얼굴을 보면서 '아, 저 사람이 누구구나' 하고 알아차리게 하려면, 즉 뇌 속에 해당 연예인을 알아차리게 하려면 해당 연예인의 세포가 있어야 한다. 마치 '제니퍼 애니스톤' 세포처럼 말이다.

이 책을 읽으면서 필자를 접하게 된 여러분의 머릿속에는 '권용현' 세포가 생길 것이다. 이 책이 주는 메시지와 느낌이 '권용현' 세포에 담기게 될 것이다. 그러고는 필자의 얼굴을 볼 때마다 '권용현' 세포가 활성화되면서 이 책을 읽은 기억과 경험이 떠오를 것이다.

이런 뇌의 여러 작용으로 얼굴을 볼 때 얼굴의 형태와 함께 느낌, 그 사람에 얽힌 경험과 기억이 순간적으로 떠오르면서 인상을 형성한다. 우리 뇌는 얼굴을 보면서 순식간에 많은 일을 한다.

어느 쪽 얼굴을 주로 보는가: 좌우 시야에 따른 얼굴 보기

얼굴의 구조적인 아름다움을 논할 때 가장 기본이 되는 것이 좌우대칭이다. 그러나 대부분의 사람은 약간씩 비대칭이다. 태어날 때는 대칭이었다고 해도 좌우 뇌의 발달 정도라든가, 음식을 먹는 습관 등에 따라 얼굴형이 조금씩 비대칭으로 변한다.

그런데 일반적으로 사람들은 자신의 얼굴이, 혹은 상대방의 얼굴이 비대칭이라는 것을 잘 인식하지 못한다. 왜냐하면 보통 반쪽 얼굴을 주로 인식하기 때문이다. 다음 페이지의 사진을 보자.

이 사진을 보면서 필자의 오른쪽 얼굴(독자 입장에서 왼쪽)은 독자의 왼쪽 시야에 잡히고, 왼쪽 얼굴은 오른쪽 시야에 잡히게 된다. 시야에 잡힌 얼굴 모습은 망막을 통해 시신경으로 전달된다.

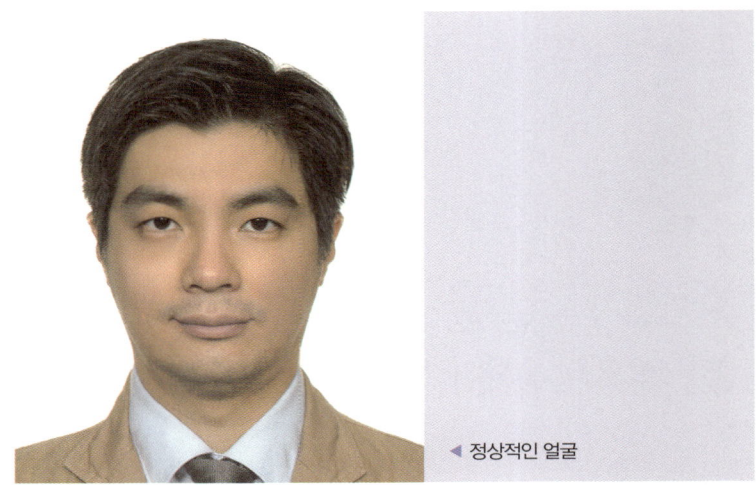

◀ 정상적인 얼굴

시신경은 뇌의 외측슬상체lateral geniculate body라는 곳으로 얼굴 모습을 전달한다.

이때 양쪽의 시신경은 뇌하수체의 바로 앞쪽에서 서로 교차되면서 좌우 시야의 반쪽이 각각 반대쪽 외측슬상체로 연결된다. 양쪽으로 나누어진 얼굴 모습은 외측슬상체를 통해 후두엽의 1차 시각령에 전달된다. 그래서 나의 오른쪽 얼굴은 독자의 오른쪽 뇌의 1차 시각령에, 왼쪽 얼굴은 왼쪽 뇌의 1차 시각령에 입력된다. 독자의 뇌에서는 오른쪽 눈에서 본 나의 오른쪽 얼굴과 왼쪽 눈에서 본 왼쪽 얼굴이 서로 합쳐지면서 입체적인 모습을 느끼게 된다.

그런데 대부분 한쪽을 좀 더 비중 있게 본다. 마치 오른손잡이,

왼손잡이가 있는 것처럼 오른쪽 눈 혹은 왼쪽 눈으로 보는 것을 더 비중 있게 여긴다. 왼쪽 눈으로 주로 보는 좌시야형(좌주시안형)은 상대방의 오른쪽 얼굴을 중점적으로 보고, 오른쪽 눈으로 주로 보는 우시야형(우주시안형)은 상대방의 왼쪽 얼굴을 중점적으로 본다.

이제 다음 사진을 보자. 하나는 오른쪽 얼굴로 대칭적인 얼굴을 합성한 사진이고, 나머지 하나는 왼쪽 얼굴로 대칭시켜 만든 사진이다. 둘 중 어느 쪽이 원래 얼굴과 비슷한 것 같은가?

오른쪽 얼굴로 만든 얼굴이 원래 얼굴과 비슷하다면 여러분은 좌시야형이고, 왼쪽 얼굴로 만든 얼굴이 원래 얼굴과 흡사하다면 여러분은 우시야형이다. 이런 현상으로 인해 스스로의 얼굴이나

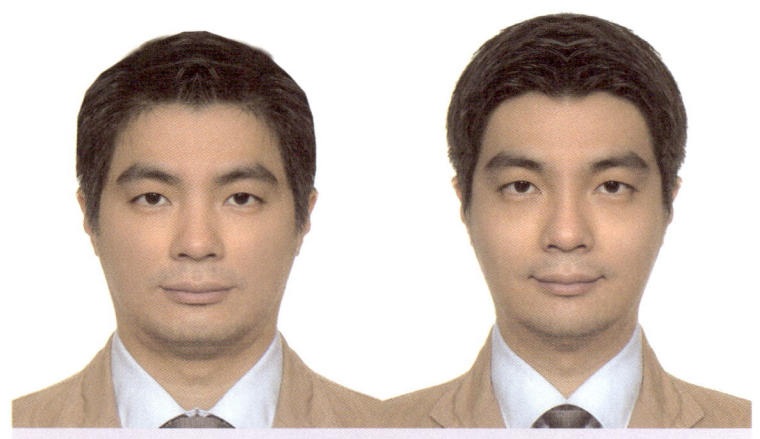
▲ 우대칭형(좌)과 좌대칭형(우)의 얼굴

다른 사람의 얼굴을 보면서, 한쪽 얼굴을 주로 보면서 친숙하게 느끼게 된다. 즉 우리는 우리가 보는 얼굴의 반쪽을 주로 기억하는 것이다.

한국 사람 중에서는 상대방의 오른쪽 얼굴을 익숙하게 느끼는 좌시야형이 약 60~70%로 많은 편이며, 반대로 왼쪽 얼굴을 익숙하게 느끼는 우시야형이 나머지를 차지한다. 거울로 자신의 얼굴을 볼 때는 반대가 될 것이다. 거울로 보게 되면 좌우가 바뀌기 때문에 좌시야형은 자신의 왼쪽 얼굴에, 우시야형은 자신의 오른쪽 얼굴에 익숙해져 있을 것이다. 나는 우시야형이기 때문에 내 오른쪽 얼굴에 익숙해져 있었다.

이렇게 얼굴을 보면서 한쪽 얼굴을 주로 보기 때문에 같은 얼굴을 같은 자리에서 보면서도 인상을 다르게 느낄 수 있다. 어떤 사람은 왼쪽 얼굴을 주로 볼 것이고, 어떤 사람은 오른쪽 얼굴을 주로 볼 것이기 때문이다.

만일 내 얼굴 한쪽에만 여드름이 났다면 어떤 사람은 나를 보면서 여드름이 난 사람으로 여길 것이고, 반대로 어떤 사람은 못 알아차릴 수도 있다. 이렇게 얼굴을 대할 때 얼굴 좌우 중 한쪽 위주로 해석하기 때문에 같은 사람의 얼굴이라도 인상이 다르게 형성될 수 있다. 이는 대칭적인 얼굴을 선호하는 또 다른 이유가 될 수 있다.

아무래도 좌우 얼굴이 많이 다르면 보는 사람마다 인상이 달라질 수 있고, 뇌에서는 양쪽 눈에서 보는 서로 다른 양쪽 얼굴을 조합하느라 좀 더 에너지를 소모하고 피로를 느낄 것이기 때문이다. 좌우 얼굴이 대칭에 가까울수록 사람들이 보는 인상도 비슷할 것이고, 뇌에서도 한쪽 시야만 가지고 정보를 처리하면 되니 덜 피로할 것이기 때문이다. 그래서 대칭이 잘 맞는 얼굴이 일반적으로 미의 기준으로 여겨진다.

우리는 얼굴을 통해 교감한다: 거울 뉴런과 공감

2013년 여름 무렵 개봉한 영화 〈은밀하게 위대하게〉는 2013년 한 해 개봉한 영화 중에서 열 손가락 안에 드는 흥행을 기록했다. 동명의 웹툰을 원작으로 한 이 영화는 평단의 혹평에도 불구하고 그 기세를 이어나갔다. 영화적 완성도에는 아쉬움이 남지만, 관객들을 열광하게 한 것은 배우들의 명연기 덕이라고 보는 사람이 많다.

배우의 명연기는 관객이 영화 속 캐릭터에 몰입하게끔 한다. 몰입된 상태에서 관객은 배우의 표정 하나하나를 통해 그 감정을 전달받고 같은 감정을 느끼게 된다.

이때 작용하는 것이 거울 뉴런이다. 거울 뉴런은 이탈리아의 신경학자인 쟈코모 리촐라티 교수 연구진이 발견했다. 한 원숭이가

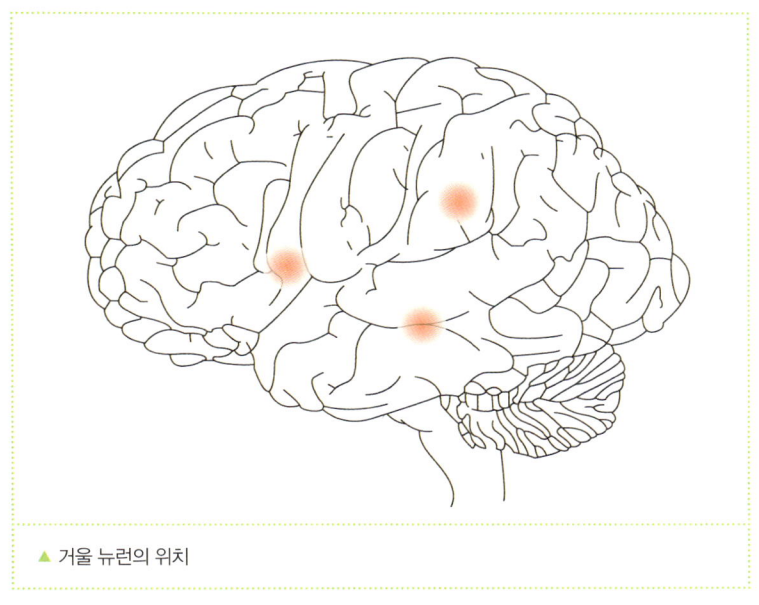

▲ 거울 뉴런의 위치

다른 원숭이나 주변 사람의 행동을 보기만 하는데도 자신이 움직일 때와 마찬가지로 뇌에서 자극이 발생하고 있었던 것이다.

감정을 표현하고 있는 얼굴을 지켜보기만 해도 거울 뉴런이 활성화된다. 그리고 거울 뉴런은 감정의 뇌 영역인 편도체를 활성화한다. 그래서 다른 사람이 느끼는 감정을 그대로 느끼게 한다.

거울 뉴런은 모방을 통해 활성화한다. 예를 들어 아기가 웃으면 부모도 웃음으로 응답한다. 이런 부모의 모방 행동을 통해 자신과 상대방의 상호작용을 이해하고, 다른 사람이 나를 모방한다는 것을 알게 된다. 반대로 스스로에 대해 잘 인식할수록 상대방을 더 잘 이해하고 모방도 더 잘하게 된다.

배우가 관객의 거울 뉴런을 자극해 공감대를 많이 이끌어낼수록 영화는 흥행하고, 명연기라고 평가받는다. 반면 연기를 통해 공감대가 형성되지 않는다면 영화 속 캐릭터에 대한 몰입이 떨어지게 된다. 이렇게 공감대가 형성되지 않는 연기를 소위 '발연기'라고 부른다.

발연기는 거짓말과 같다. 실제로 느끼는 것과 다른 감정을 겉으로 표현하는 것이다. 우리는 거짓말을 알아채는 능력을 타고났다. 상대방이 전달하는 내용(말의 내용, 표정, 억양)이 일관되지 않을 때 우리는 뭔가 어색함을 느낀다. 뇌에서 편도핵이라는 부분은 얼굴을 인식하고, 인식한 내용과 감정을 연결하는 역할을 한다. 그 과정에서 연결이 자연스럽게 되지 않으면 공감이 이루어지지 않는다. 그렇게 우리는 거짓말을 알아차린다.

의도적으로 거짓 표정을 짓거나 거짓말을 하지 않아도 거짓처럼 느껴지는 경우가 있다. 얼굴에는 43개의 표정근육이 있고, 그 근육들의 움직임을 조합하면 수천 가지의 표정을 만들 수 있다. 그런데 의외로 우리는 표정을 짓는 일에 익숙하지 않다.

대부분 각각의 표정근육을 따로따로 움직여본 적이 없고, 훈련을 해본 적도 없기 때문이다. 평소 모방을 통해 익숙해진 대로 표정을 짓고 있기 때문이다. 오른손잡이가 오른손을 많이 쓰듯이 한쪽 얼굴로 표정을 더 많이 짓는 경우가 많고, 혹은 감정표현 자체를 잘 안 하다 보니 표정이 어색하게 보이기도 한다.

미국의 심리학자 앨버트 메러비안 박사는 메시지를 전달할 때 '내용'은 그 중요성이 8%밖에 안 된다고 했다. 시각적 요소의 중요성은 55%로 절반 이상을 차지하는데, 55%에서 20%는 보디랭귀지나 동작 같은 신체적인 태도이며, 나머지 35%는 표정이 차지한다. 그만큼 커뮤니케이션에서 표정이 중요하다는 것이다. 특히 감정을 전달해서 공감대를 형성하기 위해서는 더욱 중요하다고 할 수 있다.

어떻게 하면 공감대를 형성할 수 있을까? 어떻게 하면 나의 감정을 자연스럽게 전달할 수 있을까? 가장 중요한 것은 스스로의 감정에 솔직해지는 것이다. 나 스스로가 솔직해질 때 비로소 진실된 감정을 전달할 수 있다.

그 후 얼굴근육을 하나하나 사용해보자. 유독 많이 쓰는 근육도 있을 것이고, 잘 안 쓰는 근육도 있을 것이다. 운동을 할 때도 여러 운동을 골고루 사용해야 몸의 균형이 맞듯이 얼굴 표정도 마찬가지다.

보톡스 안 맞겠다는
배우의 속사정

　　　　　　　　　　진료를 하면서 난감한 순간이 가끔 있다. 20대 중반의 A양이 방문했을 때도 그랬다. 그는 상당히 젊은 나이임에도 표정을 지을 때 생기는 눈가와 이마의 주름을 걱정하며 보툴리늄 톡신(일명 보톡스) 주입을 원했다. 그러면서 하는 말이 나를 더욱 당혹스럽게 했다.

"무조건 오래가게, 세게 해주세요."

표정이 어색해질까 봐 우려하던 나와 한참 동안 승강이를 벌이던 환자, 결국 자연스럽게 시술을 하고 다음에 경과를 지켜보는 것으로 타협을 봤다.

얼굴은 타인과의 소통을 위한 기관이다. 얼굴은 감정을 나타낸다. 무의식적으로 감정이 드러나는 때도 있고, 의식적으로 표현하는 때도 있다. 얼굴에 있는 다양한 근육을 이용해 표정을 만들어 감정을 표현한다.

타인의 표정을 읽는 것은 그 표정에 감정을 이입해 당사자의 반응을 이해하고 뒤이은 행동을 예측하기 위함이다. 웃는 사람을 만나면 그 사람이 나에게 호의를 베풀 것이라고 짐작한다. 반대로 화가 난 사람을 만나면 안 좋은 일이 생길 것이라는 예측이 뒤따른다. 그래서 긍정적인 표정을 지을 때의 얼굴과 비슷하게 생길수록 '좋은 인상'이라는 평가를 받는다.

이는 문화나 인종이 달라도 인류 공통으로 나타난다. 말이 다른 나라를 가도 기분이 좋으면 웃고, 화가 나면 찡그린다. 그래서 다행히도 우리는 말이 통하지 않아도 상대방의 감정을 짐작할 수 있다. 이렇듯 얼굴 표정은 보편적이다. 인종, 문화, 국경을 넘어 전 세계를 하나로 엮는 그물이다.

《얼굴의 심리학》을 쓴 폴 에크만은 원래 문화에 따라 표정이 달라질 것이라고 믿었다. 그는 표정에 대한 연구를 진행하면서 "나는 표정이 보편적이라는 다윈의 주장이 틀렸음을 밝혀낼 작정이었다"고 말했다고 한다. 그는 표정이 인류 공통의 현상이라는 것을 알아내고, 얼굴의 움직임이 어떤 근육 때문에 생겨난 것인지 확인하기 위해 자신의 얼굴에 바늘을 꽂아 전지자극을 줘서 표정을 만들어내기도 했다. 그는 자신의 연구를 바탕으로 '얼굴 움직임 해독

법FACS: Facial Action Coding System'을 창시했다.

그를 모델로 한 미국 드라마 〈라이 투 미〉에서는 보툴리눔 톡신에 얽힌 에피소드를 풀어낸 적이 있다. 내용인즉슨, 10대 여학생의 살인사건을 수사하는 와중에 피해자의 어머니가 유력한 용의자가 된다. 딸이 죽었음에도 슬픈 표정을 짓지 않는 것이 그 원인이다. 나중에 알고 보니 보툴리눔 톡신으로 인해 표정 자체가 없어진 것이었다.

요즘 드라마나 영화를 볼 때도 표정이 없어진 사람들이 간간이 눈에 띈다. 아름다워지고 싶은 혹은 어려 보이고 싶은 배우들의 욕망은 이해가 된다. 하지만 표정을 통해 감정을 전달해야 하는 배우들에게서 감정이 느껴지지 않을 때는 참으로 안타깝다.

인간은 매우 정교한 안면인식 능력을 가지고 있다. 사람들끼리 얼굴이 조금만 달라도 잘 구별한다. 그래서 보툴리눔 톡신을 맞고 나서 미세하게 표정이 달라져도 묘한 위화감을 느끼게 된다. 안타깝게도 이때 느끼는 위화감은 거부감으로 이어진다.

애초에 이런 시술을 하는 목적은 더 호감을 느끼게 하는 것이다. 그런데 오히려 시술로 인해 거부감을 느낀다면 본연의 목적을 벗어난 것이다. 보툴리눔 톡신을 맞지 않겠다고 공언하는 배우들이 있는 것도 그 때문이다.

얼굴에서 느껴지는 아름다움은 구조적인 아름다움 이상의 가치를 지니고 있다. 아무리 아름다운 예술품이라도 살아 있는 사람만 못하다. 사람은 표정을 통해 감정을 전달하고 교류하기 때문이다. 표정은 얼굴에 생명을 불어넣는다.

미간의 주름 하나 없앴을 뿐인데:
보톡스와 안면피드백

보톡스를 맞고 성격이 바뀌었다는 사람들이 많다. 연극배우 Y씨가 그랬다. 그는 진지하고 심각한 성격이었는데, 배역도 성격과 비슷한 고뇌하는 역할을 주로 맡았다. 그런 성격 탓인지 미간에 주름이 항상 잡혀 있었다.

어두워 보인다는 주변의 평에 그는 한참을 고민하다가 주름개선을 위해 보톡스와 필러를 맞았다. 미간주름이 없어져서 한층 더 밝아 보이게 되었다. 시간이 흘러 나중에 그는 재미있는 소식을 전해주었다. 코믹한 역할에 도전했다는 것이다.

다른 여배우 N씨는 반대의 경우를 겪었다. 애교가 넘치는 성격이었고 눈웃음이 트레이드 마크였다. 눈가주름이 고민이었던 그는 고민을 해결하기 위해 역시 보톡스와 필러를 맞았다. 그는 이후에 반대의 결과를 맞았다. 웃어도 웃는 것 같지 않아 보였고, 특유의 애교도 많이 없어졌다. 그리고 전에는 맡지 않았던 비련의 여주인공 역할을 맡기도 했다.

독일의 정신과 의사인 틸만 크루거는 안면근육이 감정상태를 표현할 뿐만 아니라 감정 자체에도 영향을 미친다는 견해를 발표했다. 미간을 찡그리는 것만으로도 부정적인 감정이 강해질 수 있고, 반대로 미간을 찡그리지 못하게 하면 부정적인 감정이 줄어든다는 것이다. 이런 견해를 안면피드백 이론facial feedback theory이라고 한다.

연필을 입술로 물고 있을 때와 연필을 치아로 물고 있을 때의 기분을 비교한 연구가 있다. 연필을 치아로 물고 있을 때는 입꼬리가 올라가고, 미소 지을 때의 기분을 느껴서 더 행복하다고 느낀다고 한다. 마치 닭이 먼저냐, 달걀이 먼저냐를 논하는 것처럼 표정과 감정은 강력하게 연결된다고 볼 수 있다.

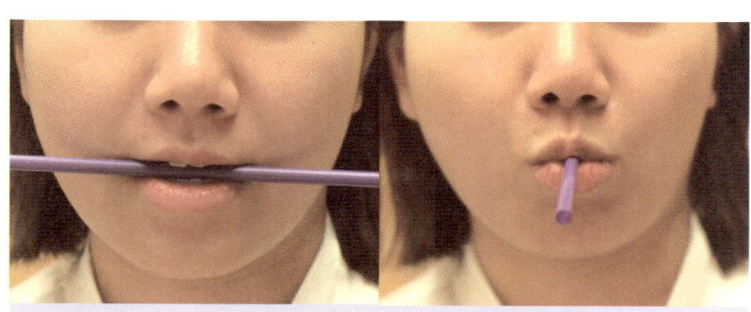

▲ 연필을 입술로 물고 있을 때와 연필을 치아로 물고 있을 때

위스콘신-매디슨대학의 데이빗 해버스 연구진이 이 주제로 연구를 했다. 보톡스를 맞아서 인상을 찌푸리기 어려워진 실험대상자들에게 글을 읽게 했다. 밝고 긍정적인 내용, 슬프거나 화가 나는 내용 등 다양한 내용의 글을 읽게 했다. 그 결과 실험에 참여한 사람들은 다른 글보다 슬프거나 화가 나는 글을 읽는 시간이 평소보다 더 오래 걸렸다. 보톡스가 찌푸리는 표정을 억제하면서 부정적인 내용을 이해하는 데 지장이 생긴 것이다.

일부 우울증 환자들에게는 미간을 찡그리는 것이 우울증 증상의 신호라고 한다. 그래서 보톡스를 미간근육에 주입했을 때 감정의 변화를 관찰한 연구가 이루어진 적이 있다.

2006년 미국의 에릭 핀지 박사는 다양한 연령대의 우울증 환자 10명에게 보톡스를 주사해 미간주름을 펴주었다. 그 결과 2개월 만에 9명의 환자가 의학적으로 우울증에서 벗어났으며, 나머지 한 명도 상당히 기분이 좋다는 것이다.

영국 카디프대학 마이클 루이스 박사도 비슷한 연구를 했다. 우울증 약을 복용하는 환자 중 미간에 깊은 주름이 있는 사람들에게 진짜 보톡스와 보톡스라고 속인 가짜 주사를 투여했다. 진짜 보톡스를 시술받은 그룹은 80% 이상에서 효과가 있고 우울증상이 개선되었다고 한다.

이런 결과를 두 가지로 해석할 수 있다. 첫째는, 미간을 찡그리는 표정으로 인해 우울한 감정이 생겼었는데 이런 표정을 못 짓게 되면서 우울한 감정 자체가 개선되었다고 보는 것이다. 이를 자기 수용성 피드백 작용이라고 한다. 다른 하나는 사회적인 피드백이다. 미간을 찡그리지 않게 되면서 주변 사람들로부터 '표정이 좋아졌다'는 이야기를 듣게 되면서 기분이 좋아지는 것이다.

반대의 경우도 있다. 루이스 박사는 눈가주름에 보톡스 시술을 받은 여성들을 상대로 분석한 결과, 제대로 웃을 수 없어서 우울해질 수 있다고 밝혔다.

위의 내용들은 시사하는 바가 있다. 요즘 다양한 미용시술이 성행하고 있다. 이런 시술들을 하는 이유는 행복해지기 위해서다. 사람들에게 좋은 인상을 주고 호감을 얻기 위한 것이다. 그런데 눈가주름이나 팔자주름이 생긴다고 해서 억지로 웃음을 참거나 무리하게 보톡스를 맞는 게 어떤 의미가 있을까? 현상에 집착하기보다 본질을 생각해볼 필요가 있다.

성공하는 얼굴은
따로 있는가?

　　　　　　　　　　　　미국 역사상 최악의 대통령을 뽑는 설문조사를 할 때 빠지지 않는 인물이 있다. 29대 대통령 워런 G. 하딩(1865~1923)이다. 그는 대통령 재목과는 거리가 먼 인물이었다. 심지어 "나는 대통령직에 적합하지 않은 사람이다. 이 직책을 맡아서는 안 된다"고 자기 입으로 고백했을 정도다. 정치적 야심은 둘째치고 대책 없이 무능한 데다 무식했고, 연설도 형편없었다. 게다가 도박, 여자, 술을 즐겼고, 골프광이기도 했다. 대통령으로 재직할 당시에 그는 불법으로 제조된 위스키를 마시며 담배 연기 자욱한 백악관 도서관에서 포커판을 벌였다고도 한다.

　그런 사람이 과연 어떻게 대통령이 되었을까? 그는 오하이오 주에서 조그만 신문사의 편집장을 하다가 정치에 뛰어들었다. 그리

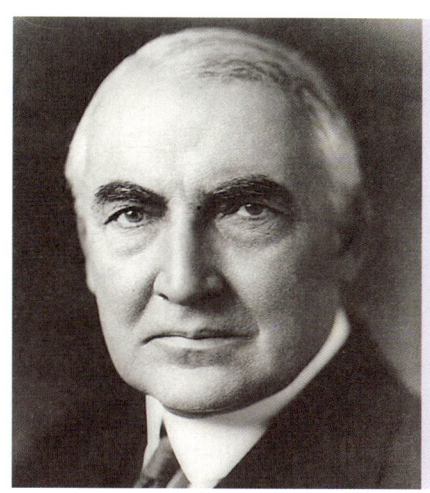

◀ 미국의 29대 대통령 워런 G. 하딩

스 조각상 같은 균형 잡힌 얼굴은 이목구비가 뚜렷했고, 짙은 눈썹이 인상적이었다. 잘생긴 외모에 사교적이었던 하딩은 정적은 없고, 친구는 많았다. 그런 그가 정치계와 사교계에서 인기가 많은 것은 당연했다. 1914년에는 상원의원이 되었다. 그가 상원의원에 당선된 것은 당연했다. 왜냐하면 그는 '상원의원처럼' 생겼으니까. 1920년에는 공화당 대통령 후보로 압도적인 지지를 받아 후보로 나오게 되었다. '대통령처럼' 생겼기 때문이다.

대통령 후보로 나온 그는 압도적인 표차로 승리했고, 1921년 제29대 미국 대통령에 취임했다. 그러나 행운도 잠시, 취임 2년 3개월 만에 그는 심장마비로 돌연히 사망했다. 그의 사망 이후 수많은 공적·사적인 스캔들이 터졌고, 국민은 격분했으며, 사학자들은 그를 역사의 평가에서 지워버렸다. 1982년부터 2005년까지 실시한 미국 대통령에 대한 연구에서 하딩은 미국 최악의 대통령으로 평가받기에 이른다.

하딩의 이름은 번듯한 외모를 보고 판단할 때 발생할 수 있는 잘못된 선택의 가능성을 일컫는 '하딩 효과' 혹은 '하딩의 오류'로 쓰이게 되었다. 하딩은 번듯한 외모와 반대로 부실한 내면의 조합을 일컫는 대명사가 되었다. 하딩 이후에는 사람들이 교훈을 얻어서 다시는 그런 일이 생기지 않을까? 그렇지는 않은 듯하다. 우리나라의 민주주의 역사를 살펴보아도 하딩 효과는 분명히 작용하고 있다.

2005년 6월, 〈사이언스〉지에는 얼굴과 관련된 흥미로운 연구 결과가 기재되었다. 독자들도 참여해보기 바란다. 오른쪽에 두 장의 사진이 있다. 둘 중 하나를 정치가로 뽑는다면 누구를 뽑을까?

이 흥미로운 실험에서 미국 대학생 843명 중 약 70%가 왼쪽 얼굴을 선택했다고 한다. 사실 이 두 사람은 2004년 미국 상원의원 선거에 출마한 경쟁상대. 당선자는 바로 왼쪽의 파인골드 의원이다. 아무런 정보가 없는 상황에서 설문에 참여한 사람들은 얼굴만 보고 예지력을 발휘한 것일까? 반대로 투표에 참여한 사람들이 다른 정보보다 얼굴을 우선으로 보고 사람을 뽑은 것일까? 일반

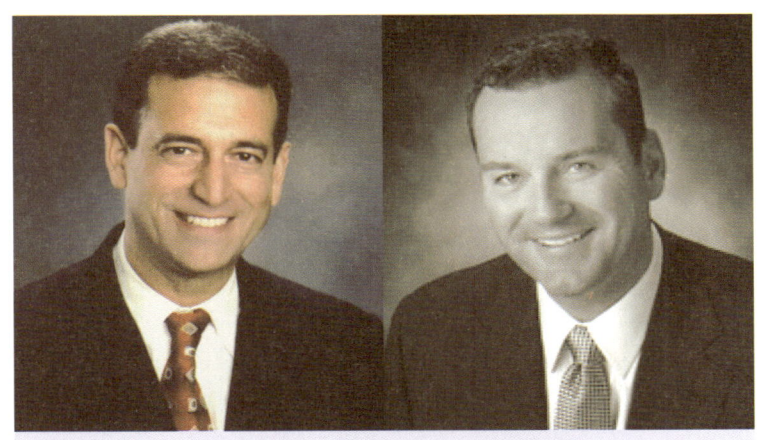

▲ 2004년 미국 상원의원 선거에 출마한 두 명의 후보

적으로 미국인들이 상원의원에게 기대하는 덕목들이 있다. 연륜, 경험, 인자함, 등. 이런 것들을 얼굴이 주는 메시지를 통해 파악하는 것이다.

다른 예를 들어보자. 미국에서 중년 남성 가운데 대머리 혹은 대머리에 가까운 사람은 절반 이상이다. 1952년에 선출된 아이젠하워 이후 미국 대통령 중에는 머리숱이 아주 적은 사람은 없었다. 심지어 2000년에서 2004년 사이의 공천후보들은 모두 건강하고, 풍성한 머리카락을 타고났다. 이쯤에서 억울함을 느끼는 사람들이 있을 것이다. 외모보다는 실력으로 승부하기 위해 노력하는데, 그런 노력이 허사란 말인가? 외모를 가지고 사람을 차별하는 것은 아닌가? 하지만 성공하는 얼굴은 따로 있다. 그리고 성공하는 얼굴을 만들기 위해 필요한 것은 성형수술이 아니다. 자신의 얼굴에 대한 이해와 애정 그리고 지속적인 노력이다.

정치인이나 연예인처럼 대중의 이목을 받는 사람들이 이미지메이킹을 위해 노력하는 것도 그런 이유에서다. 자신이 아무리 전문성과 실력을 갖추었다 하더라도 대중의 선택을 받지 못하면 허사이기 때문이다. 정치인이나 연예인처럼 대중의 이목을 받지는 않는다 해도 누구나 누군가에게 선택을 받는다. 이성에게 선택을 받기도 하고, 구직면접에서 선택을 받기도 한다. 친구, 고객, 직장상사 등등 나의 인생에 영향을 미치는 많은 사람이 나의 얼굴에 영향을 받는다. 나 역시 마찬가지다. 지나가다 들른 커피숍 직원의 미소에 단골이 되기도 하고, 영업사원의 인상에 따라 해당 브랜드의 팬이 되기도 한다.

성공하는 얼굴을 만들고 싶다면 내 얼굴이 주는 메시지를 이해하자. 그리고 내 얼굴을 보는 사람들에게 어떤 메시지를 주고 싶은지 생각해보자.

삼성형 얼굴과
현대형 얼굴

　　　　　　　　　　취업준비생 C씨는 대기업 취업을 목표로 준비 중이었다. 그러던 와중에 성형을 고려하게 된 것은 취업한 선배의 한마디 때문이었다. "네가 가려는 기업에서 선호하는 스타일은 따로 있어"라며 선배는 구체적으로 그녀의 이목구비를 하나하나 지적했다.

　과연 기업마다 선호하는 얼굴이 따로 있는가? 물론 각 기업에서는 공식적으로 어떤 외모를 선호한다는 입장을 밝힌 적은 없다. 다만 회사의 분위기를 통해 짐작할 뿐이다. 우리나라의 대표적인 기업인 삼성과 현대를 통해 알아보자.

　삼성은 일명 '관리의 삼성'으로 불릴 정도로 합리적이고 꼼꼼하며 조직력이 강하다. 반대로 현대는 '뚝심의 현대'로 불릴 만큼 추진력이 있으며 우직한 것으로 유명하다. 각 기업의 주요 생산품목에서도 그 특성이 드러난다. 삼성은 주로 정밀하고 작은(경박단소) 전자제품이 주를 이루며, 현대는 규모가 큰(중후장대) 중공업과 자동차, 선박 등이 주를 이룬다.

명지대학교 최창석 교수는 2013년 봄에 출간한 《얼굴은 답을 알고 있다》에서 이러한 기업의 특징을 창업자와 최고경영자 얼굴과 연관 지어 해석했다. 예를 들면 현대그룹의 창업자인 고 정주영 회장은 두상이 길고, 눈썹이 흐리며, 눈꺼풀이 홑꺼풀이다. 전형적인 북방계 얼굴이라고 할 수 있다. 반면 삼성그룹의 창업자인 고 이병철 회장은 상대적으로 남방계에 가깝다.

그 이후에 경영권을 물려받은 이건희 회장과 정몽구 회장의 얼굴들도 선대와 비슷하다. 삼성의 이건희 회장은 쌍꺼풀이 진 큰 눈으로 남방계의 특징이 강하고, 정몽구 회장은 고 정주영 회장과 비슷한 북방계형이다.

최창석 교수는 각 기업의 주력품목과 경영방식의 차이를 먼 옛날 북방계와 남방계의 생활에서 그 기원을 찾는다. 농경시대 이전에 남방계는 주로 과일이나 어패류를 주식으로 삼았고, 북방계는 크고 움직이는 포유류를 사냥해서 주식으로 삼았다. 과일이나 어패류는 상대적으로 크기가 작고, 포유류는 크기가 크다. 그러다 보니 남방계는 꼼꼼하고 치밀한 성격이고, 북방계는 스케일이 크고 추진력이 강한 성격이라는 것이다.

얼굴학자 조용진 교수는 남방계는 좌뇌가 우세하며, 북방계는 우뇌가 우세하다고 밝혔다. 좌뇌가 발달하면 논리적이고 수리에 능하며, 우뇌가 발달하면 감각적이고 직관적인 사고를 한다. 그래서 좌뇌가 발달한 남방계는 침착하고 치밀한 성격이며, 우뇌가 발달한 북방계는 진취적이고 급한 성격이라고 할 수 있다. 그래서 창업자가 남방계라면 사풍이 그만큼 섬세하며 조직적이라고 여길 수 있으며, 창업자가 북방계라면 그 사풍은 적극적이며 도전적이라고 볼 수 있다.

위와 같은 내용을 보면, 창업자들의 얼굴을 보면 그 사람의 성향을 알 수 있고, 그 성향은 그 기업의 사풍에 영향을 끼치니 기업의 사풍에 따라 선호하는 얼굴형이 있다고 할 수 있다. 그렇다고 해서 기업의 최고경영자처럼 성형을 해야 한다는 의미는 아니다. 각자 타고난 개성이 있고 특성이 있으니 그에 맞는 사풍을 선택하는 것이 옳은 선택이라고 여긴다. 나한테 안 맞는 분위기에 억지로 적응하는 것보다는 나한테 맞는 분위기를 찾아가는 것이 더 나을 것이다.

성형하면 관상이 바뀔까:
관상과 성형의 함수관계

성형을 하면 관상이 바뀌는가? 요즘 성형이 대중화하면서 많은 사람이 가지는 의문이다. 이 질문에는 전제조건이 하나 있다. 태어날 때부터 운명이 정해져 있으며, 얼굴을 통해 그 운명을 알 수 있다는 것이다. 그렇다면 과연 관상이라는 것은 존재하는가? 서두에 밝힌 질문의 전제조건이 바로 이것이다.

동양의 관상학은 그 표현이 추상적이라 이해하기 어려운 면이 있다. 그리고 과학적으로는 개연성을 찾아보기 어려운 대목들을 보면 그저 말장난 같기도 하다. 예를 들어 "눈썹이 눈보다 길면 부귀하고, 눈보다 짧으면 곤궁하다"라는 구절이 관상학 책에 있는데, 눈썹 길이가 과연 재산과 무슨 관련이 있다는 것인지 그 상관관계가 논리적으로 이해가 안 될 수밖에 없다.

아이러니하게도 최근 현대 학문이 발달하면서 관상학에서 이야기하는 것들을 상당 부분 뒷받침하고 있다. 얼굴을 보고 매력이나 호감을 느끼는 현상에 대해 연구하는 심리학의 연구들은 많은 부분이 관상학과 일치한다. 인류학은 각기 다른 환경에 적응하면서 인종 간의 얼굴이 다르게 형성되었고, 행동양식의 차이가 발생했다는 것을 알려준다. 그 밖에도 다양한 연구가 지금도 이루어지고 있다. 관상학이 집단지성이 경험에 의해 체득한 내용을 아카이브로 구성한 것이라고 생각한다면, 좀 더 받아들이기 쉬워진다.

일단 관상이라는 것이 존재하고, 얼굴의 생김새가 그 사람의 인생을 나타낸다고 가정을 하자. 성형을 하면 크게 두 가지 변화가 생긴다. 우선, 자기 자신에 대한 인식의 차이가 생긴다. 원래 보고 만지고 느끼던 얼굴의 형태가 바뀌면서 인식의 변화가 생긴다. 그 변화가 긍정적으로 작용한다면 스스로에 대한 자존감이 높아질 것이다. 거울을 보는 순간을 기쁘게 받아들일 것이며, 대외활동에도 좀 더 자신감을 가지고 나설 것이다.

변화가 부정적으로 작용한다면 스스로에 대한 자존감이 떨어질 것이다. 우울감이 커지면서 삶의 의욕이 줄어들 것이다. 얼굴의 변화는 생김새만 바꾸는 것이 아니라 감정의 변화를 가져온다. 이를 스스로에 대한 피드백self feedback이라고 한다.

다른 사람들이 나를 보는 시선에도 변화가 생긴다. 그 변화가 긍정적으로 작용해서 변화된 모습을 더 매력적으로 받아들인다면 다른 사람들이 나를 대하는 데 있어 좀 더 긍정적인 태도로 대하게 될 것이다. 그에 대한 나의 반응 역시 긍정적으로 작용할 것이다. 반대로 변화가 부정적으로 작용한다면 다른 사람들의 태도 역시 부정적으로 작용할 것이다. 부정적인 태도를 접하는 나의 감정과 반응도 부정적일 것이다. 이를 사회적 피드백social feedback이라고 한다. 얼굴이 가지는 특성상 얼굴 모습이 바뀌면 얼굴을 보는 사람이나 당사자가 감정의 변화를 느낀다.

꼭 성형이 아니더라도 얼굴은 바뀔 수 있다. 건강상태, 표정, 화장 등으로 얼굴은 다르게 보일 수 있다. 그리고 그로 인해 내적으로, 외적으로 피드백이 달라진다. 그래서 인상이 달라지면 인생이 달라진다고도 한다.

과거에는 타고난 얼굴 모습이 바뀌는 그 자체를 부정적으로 여겼다. 불과 몇 년 전만 해도 공식석상에서 자신의 성형 여부를 밝힌다는 게 터부시되었다. 그래서인지 많은 관상가가 성형을 통해 타고난 인생을 바꿀 수 없다고 밝혔다.

반면 요즘에는 사회 분위기가 바뀌었다. 성형을 좀 더 격한 화장 정도로, 예전에 비하면 가볍게 받아들인다. 그래서 얼굴 모습의 변화 자체를 예전처럼 부정적으로 여기지는 않는 듯하다. 관상가들의 입장도 조금은 관대해졌다. 성형으로 인한 피드백을 체득한 탓인지, 성형으로 인해 어느 정도는 바뀔 수 있다고들 한다. 심지어는 관상성형이라 하여 관상을 좋게 해준다며 성형을 권하기도 한다.

하지만 관상을 좋게 하려고 성형을 받고자 하는 사람들에게 전문가들이 이구동성으로 하는 이야기가 있다. 가장 중요한 것은 나다운 얼굴이어야 한다는 것이다. 급격한 변화는 이질감을 가져온다. 이질감은 본인에게나 타인에게나 부정적인 감정을 유발한다. 이질감이 느껴지지 않도록 전체적인 조화와 균형을 유지하고, 본연의 정체성을 간직해야 한다는 것이다.

최근 공중파 방송에서 성형수술을 받은 연예인의 인터뷰를 방영한 적이 있다. 그 인터뷰에서 당사자는 "수술로 인해 여자로서 자신감이 생겼다"고 밝혔다. 긍정적인 셀프 피드백이 생겼다고 볼 수 있다. 하지만 무대에 선 자신이 어색하게 느껴지고, 자신을 바라보는 관객들의 시선이 어색하다고 토로했다. 부정적인 사회적 피드백이 작용하는 것이다. 얼굴이 바뀌면 인생이 바뀐다. 그 얼굴의 주인공은 나 자신이다. 어떤 인생을 살지는 스스로가 결정하는 것이다.

Chapter 03

아름다움을 만드는
첫 번째 절대요소:
균형

V라인은 갖지 못한
U라인의 매력

미모의 스튜어디스 R씨를 처음 만났을 때, 그의 불만은 자신의 얼굴형이었다. 전형적인 북방계 미인인 그는 발달된 하관이 불만이었다. 그는 얼굴형을 V라인으로 만들기를 원했다. 보툴리눔 톡신으로 턱근육을 줄이고, 리프팅으로 턱선을 올리는 것도 기대에 차지 않았다. 그는 더 나아가 턱뼈를 깎는 수술을 고민하기까지 했다.

필자가 볼 때, 그의 매력 포인트는 부드러운 인상과 사람의 마음을 편하게 해주는 말투였다. 부드러운 얼굴선은 여성스럽고 성숙한 그의 매력을 강조해줬다. 여성스럽고 성숙한 분위기가 어우러져 마릴린 먼로를 연상케 했다.

마릴린 먼로는 영화 〈나이아가라〉에 출연하면서 세계적인 스타

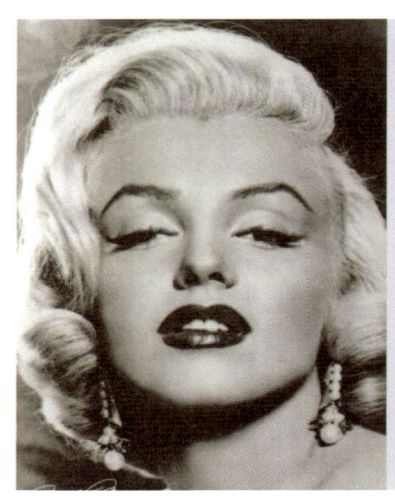

◀ 모성애가 강조된 마릴린 먼로의 사진

로 발돋움했다. 귀여운 눈웃음, 육감적인 입술 그리고 관능적인 몸매로 시대의 섹스 심벌로 추앙받았다. 사후 50년이 지난 지금까지도 만인의 연인으로 사랑받고 있다. 혹자는 그녀의 인기 요인을 백치미와 육감적인 매력으로 꼽는다. 그러나 그것만으로는 부족하다.

마릴린 먼로의 사진들은 고개를 약간 뒤로 젖히고 시선은 아래로 향하고 찍은 것들이 많다. 이런 각도로 사진을 찍으면 턱이 강조되어 얼굴이 넓어 보인다. 눈은 가늘고 눈두덩은 넓어 보인다. 이런 포즈로 사진을 찍으면 모성성이 강조되어 보인다.

어린아이가 젖을 물고 올려다본 어머니의 모습이 이런 모습이기 때문이다. 젖을 물고 올려다봤을 때 어머니의 모습은 턱이 강조

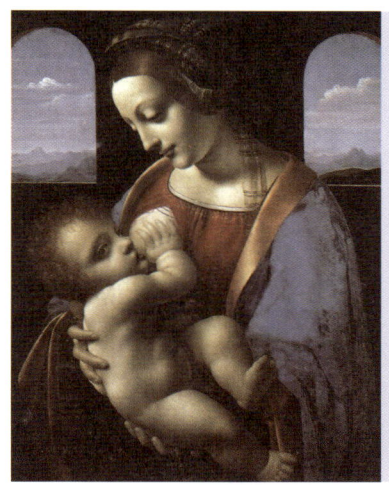

◀ 레오나르도 다 빈치, 〈리타의 성모〉

되어 보인다. 아래로 눈을 내리뜨고 보기 때문에 눈이 가늘어 보이고 눈두덩도 넓어 보인다. 누구나 어릴 때 이런 경험을 했고, 무의식중에 그때의 어머니 모습을 기억하고 있다.

마릴린 먼로는 무의식중에 잠재된, 어린 시절 어머니의 모습을 회상시켰던 것이다. 단순히 백치미가 있는 글래머였던 것뿐만 아니라 모성애를 느끼게 한 것이다. 마릴린 먼로가 활동하던 시기는 한국전쟁 직후 미국이 세계적으로 영향력을 뻗어나가던 시기다. '팍스 아메리카나'라는 용어는 미국의 영향력이 얼마나 커졌는지를 알려준다. 당시 미국은 진취적이며, 남성적인 분위기를 물씬 풍겼다.

역사를 돌이켜보면, 이런 시기에 공통적으로 선호되는 얼굴형

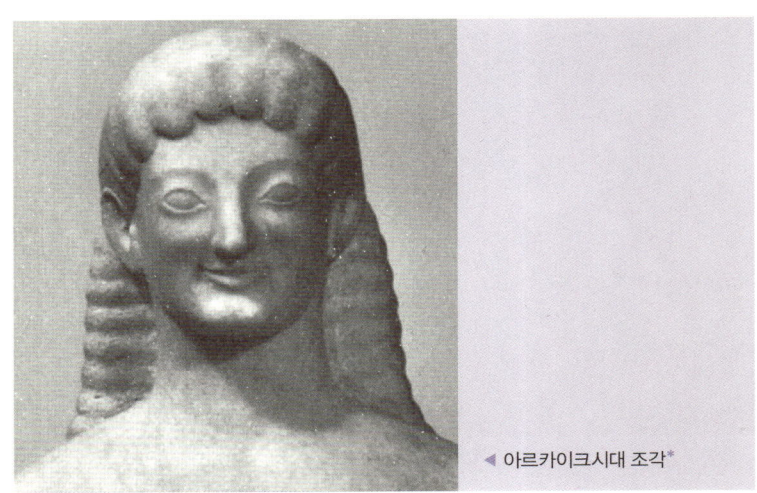

◀ 아르카이크시대 조각*

이 있다. 고대 그리스의 아르카이크시대는 기원전 750년 전후부터 기원전 500년까지다. 그리스가 활발하게 도시를 건설하고 확장하던 시대다.

이 시대의 예술품을 보면 묘하게 마릴린 먼로와 닮았다. 이 시대 조각의 얼굴을 상·중·하로 3등분했을 때 100:100:105 정도로 턱이 발달했다. 이런 얼굴은 귀여움보다는 성숙함을 더 느끼게 한다.

조선 초기에 선호되었던 얼굴형도 마찬가지다. 성리학의 이념을 가지고 조선이라는 나라를 처음 세웠을 때, 그 분위기는 활동적이

---

* 출처: http://www.britannica.com/EBchecked/media/4266/Archaic-smile-detail-of-a-kouros-from-Tenea-Greece-575

고 진취적이었을 것이다. 이때 선호하는 여성의 얼굴형이 소위 '맏며느리형'이었다. 하관이 발달해 성숙해 보이는 얼굴이다.

R씨에게 그의 얼굴형은 마릴린 먼로처럼 모성애를 느끼게 한다는 것을 알려주었다. 이런 점은 스튜어디스라는 그의 직업에 긍정적인 영향을 줄 것이다. 상대방으로 하여금 보호받는 느낌을 전달하는 것이 얼마나 긍정적인가. 그의 능숙한 서비스와 안내에 승객들은 그에게 무한 신뢰를 보낼 것이다. 그와 함께 비행기에 탑승해 있는 동안 심리적으로 안정감을 느끼며 든든해할 것이다. 승객뿐 아니라 신참 스튜어디스들도 믿음직한 그를 믿고 따를 것이다.

무작정 유행에 따르기보다는 자신이 가진 매력을 파악하고 활용하는 게 좋지 않을까. 만일 R씨가 유행을 따라서 V라인이 되기 위해 턱뼈를 깎았다면 오히려 자신의 매력을 반감시키지 않았을까.

뇌의 균형과 대칭

　　　　　　　　사람이 다른 동물과 달리 뇌가 발달하면서 튀어나온 부위가 바로 이마다. 즉 이마는 인간이 다른 동물과 다른 지적 능력을 가지고 있다는 단서이기도 하다. 다른 유인원과 비교해보면 인간은 얼굴에서 이마가 차지하는 비중이 크고, 앞으로 많이 튀어나와 있다. 그만큼 안에 담고 있는 뇌가 발달했다는 의미도 된다.

　이마 부위에 해당하는 뇌는 전두엽이라는 부위다. 전두엽은 뇌의 1/3을 차지하는 부위인데 주로 판단하고 학습하는 등 사고를 담당하는 부분이다. 그리고 딱밤을 때리는 부위인 이마 가운데에 해당하는 뇌 부위는 전전두엽이다. 전전두엽은 감정을 통제하고 미래를 예측하는 역할을 한다.

이 전두엽과 전전두엽이 발달하면서 인간은 언어를 사용하고 더 높은 사고력을 가지게 됐다. 관상학에서는 이마 부위를 보고 초년운이나 관직운을 판단한다. 아무래도 이마가 발달할수록 전두엽이 발달했다고 볼 수 있다. 그만큼 사고력이 높고, 과거에 급제해 관직에 오를 확률이 높았을 것이다.

뇌는 우뇌와 좌뇌로 나뉜다. 로저 스페리 교수가 1981년 노벨 생리의학상을 받은 이래 '좌우뇌의 기능분화설'은 널리 일반화되었다. 좌뇌는 언어뇌로서 순차·논리·수리를 담당하는 이성뇌이고, 우뇌는 감각뇌로서 시각·청각의 직관적 정보처리를 맡는 감성뇌다.

전두엽에서 우뇌가 발달하면 오른쪽 이마가 앞으로 도드라져 나오고, 좌뇌가 발달하면 왼쪽 이마가 앞으로 나온다. 그래서 이마를 보면 그 사람의 성향을 알 수 있다.

좌뇌 타입은 일을 구체적으로 계획하고 실천하는 데 능하다. 직면한 문제를 논리적이고 분석적으로 하나씩 하나씩 단계적으로 해결해나간다. 숫자와 논리적인 순서로 이뤄진 자료들을 선호하고 공학, 경제경영, 산술, 회계 등에 관심이 많다.

우뇌 타입은 그림, 음악, 조경 등 뭔가를 만드는 것처럼 창조적인 일에 종사하는 경우가 많다. 여러 가지를 동시에 생각하고, 많은 일을 한꺼번에 시작한다. 전체적인 감각으로 문제를 파악하고 풀어나가는 능력이 있다. 큰 그림을 구상하고 계획하는 것을 좋아한다.

한국인은 대체로 우뇌가 많이 발달한 민족이다. 우측 이마가 큰 형이 70%나 차지하는데, 대체로 북방계가 이에 해당한다. 반대로 왼쪽 이마가 큰 형은 남방계와 관련이 크다.

세계적으로 서유럽 쪽으로 갈수록 왼쪽 이마가 큰 사람이 많다. 그만큼 좌뇌가 발달했다고 볼 수 있다. 이는 동양과 서양 문화의 특징에도 영향을 미쳤다. 동양 문화가 직관적이고 추상적이라면, 서양 문화는 분석적이고 실질적인 면이 강하다.

이마를 보면 그 사람의 성향을 어느 정도 알 수 있다. 아래 사진에 나온 사람은 얼굴형이 북방계의 특징이 강하다. 대부분의 북방계가 그렇듯 오른쪽 이마가 나왔다. 오른쪽 이마가 나오면 우뇌가 발달했다고 볼 수 있다. 그만큼 위의 사람은 직관적이고 감각적인 성향을 가지고 있다.

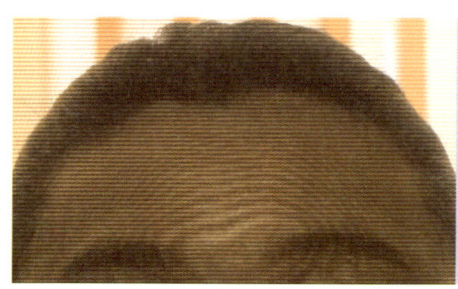

◀ 우뇌우세형 이마. 오른쪽 이마가 좀 더 도드라져 있다.

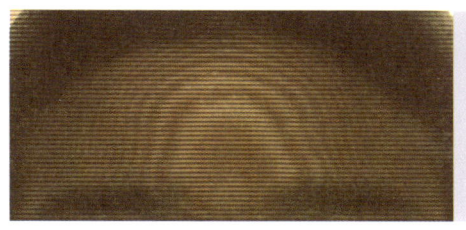
◀ 좌뇌우세형 이마. 왼쪽 이마가 앞으로 도드라진 모습을 볼 수 있다.

위의 사진에 나온 사람은 얼굴형이 남방계다. 등고선 사진상으로 왼쪽 이마가 나온 것을 볼 수 있다. 좌뇌가 발달했다고 여길 수 있다. 그래서인지 논리적이고 꼼꼼한 성격이다.

한쪽 뇌가 발달할수록 이마가 더 튀어나오고, 그만큼 얼굴형에도 영향을 미친다. 심한 경우에는 좌우가 이질적으로 느껴질 정도로 비대칭이 되기도 한다. 그리고 한쪽으로 치우칠수록 사람의 성향이 극단적이 될 가능성이 높다. 그러니 기왕이면 뇌의 균형도 한 번쯤 생각해볼 만하다.

창조적인 우뇌형 사람은 그 재능을 뒷받침하기 위해서는 좌뇌의 꼼꼼한 마무리가 필요할 것이다. 논리적인 좌뇌형 사람은 우뇌의 직관력이 도와주면 더 빛을 발할 것이다.

올바른 식사습관이
대칭 미인을 만든다

필자는 얼굴을 볼 때 대칭이 잡혔는지를 유심히 보는 편이다. 좌우가 대칭인 사람은 매우 드물다. 정도의 차이는 있지만 대부분이 비대칭이다. 태어날 때부터 비대칭이었을까?

태어날 때 좌우대칭인 얼굴이었다 하더라도 자라면서 비대칭이 될 수 있다. 가장 큰 영향을 주는 것이 한쪽을 주로 사용하는 것이다. 마치 오른손잡이, 왼손잡이가 있는 것처럼 한쪽 턱을 주로 사용하는 사람이 많이 있다.

필자는 앞니가 큰 편이다. 어린 시절, 영구치 앞니가 먼저 나오면서 앞니들끼리만 먼저 닿았다. 앞니끼리만 닿았기 때문에 식사할 때 어금니가 닿지 않았다. 식사할 때 음식을 씹기가 불편하니까 한쪽으로 턱을 돌려서 으깨는 습관이 생겨났다. 나중에 교정을 하면서 어느 정도 이런 기능적인 문제를 해소했지만, 그때의 습관으로 인해 어느 정도 얼굴이 비대칭이다.

필자처럼 어릴 때 이가 잘 맞물리지 않는 현상이 없어도 어금니가 빠지거나 아파서 씹기가 불편하면 반대쪽 치아만 사용해 음식을 씹게 된다. 한쪽 치아만 사용하는 게 익숙해지면 어느새 자신도 모르게 습관으로 굳어지게 된다.

한쪽으로 음식을 씹는 습관을 편측저작이라 한다. 편측저작은 얼굴 좌우를 비대칭으로 만드는 가장 큰 원인 중의 하나다. 한쪽으로 주로 씹게 되면 자주 사용하는 쪽의 위아래 턱뼈가 짧아진다. 게다가 치아는 원래 자기가 맡은 일의 2배를 하게 되니까 더 많이 닳게 된다. 반대쪽 치아는 거의 닳지 않기 때문에 높낮이가 달라진다. 자주 사용하는 쪽은 금이 가거나 빨리 깨지기도 한다.

반대로 치주질환은 자주 사용하지 않는 쪽 치아에 잘 생긴다. 한쪽으로만 음식을 씹게 되면 자주 사용하는 쪽의 치아는 음식물에 의한 자정작용 때문에 비교적 청결도를 유지하지만, 자주 사용하지 않는 쪽은 음식물이 머물러 있으면서 치태(플라그)와 치석이 매우 잘 침착되어 잇몸이 급격히 나빠질 수 있다. 편측저작의 경우 치주질환이 생길 확률이 10배 가까이 높다는 보고도 있다.

턱관절은 좌우가 동시에 움직이는 관절이다. 씹지 않는 쪽의 턱관절은 씹는 쪽으로 더 많이 빠져나오게 된다. 오랫동안 한쪽 턱을 주로 사용하면 턱관절 축이 많이 쓰는 쪽으로 틀어진다. 턱끝의 중심도 많이 쓰는 쪽으로 삐뚤어지게 된다. 이 과정에서 한쪽 턱관절에 무리를 주어 턱관절장애와 관련된 두통 등이 생길 수도 있다.

자주 사용하는 쪽과 자주 사용하지 않는 쪽 사이에 근육이 다르게 발달하게 된다. 한쪽 팔은 웨이트트레이닝을 하고 반대쪽 팔은 웨이트트레이닝을 하지 않는다고 생각해보자. 웨이트트레이닝을 한 팔의 근육이 반대쪽에 비해 커질 것이다. 턱도 마찬가지다. 많이 쓰는 쪽의 근육이 더 발달해서 커지게 된다. 근육이 커지기 때문에 그쪽 얼굴이 더 커져 보인다.

한쪽 근육이 더 발달하면서 좌우 근육의 힘도 달라진다. 많이 쓰는 쪽 턱의 근육의 힘이 강해진다. 양쪽에서 줄다리기를 하듯이 턱관절 양쪽에서 근육이 붙잡고 있는데, 이 힘의 균형이 깨지면서 한쪽으로 얼굴형이 틀어진다. 턱근육과 연결된 광대뼈의 양쪽 높이가 달라진다. 심지어는 양쪽 눈과 눈썹의 높이가 달라지고, 코가 휘어 보이기까지 한다.

필자도 한쪽 턱을 많이 쓰다 보니 얼굴이 한쪽으로 틀어져 있는 것이 보인다. 왼쪽 턱을 많이 쓴 탓인지 얼굴이 왼쪽으로 휘어 있다. 왼쪽 눈썹과 눈이 오른쪽보다 살짝 아래에 있다. 코도 일직선이 아니다. 턱끝은 약간 왼쪽으로 쏠려 있다. 얼굴 가운데를 이은

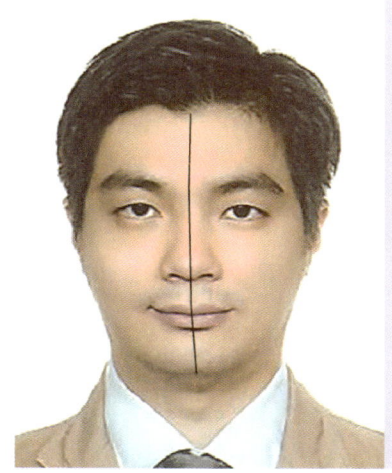

◀ 필자의 얼굴도 왼쪽으로 조금 틀어져 있다.

선이 살짝 왼쪽으로 휘어 있다.

　최근에는 의식적으로 반대쪽인 오른쪽 턱을 많이 사용하고 있다. 거울을 보면서 많이 쓰던 왼쪽 턱근육에 보톡스를 직접 주입하기도 했다. 오랜 기간 유지한 습관이라 단시일에 바꾸기는 어렵다. 잘 안 쓰던 쪽으로 씹으려니 잘 안 맞물리는 것 같기도 하고 어색하다. 하지만 꾸준히 노력하면서 어색하던 느낌이 조금은 자연스러워졌다.

　다른 사람의 얼굴을 볼 때도 이제는 어느 쪽 턱을 많이 쓰는지가 자연스럽게 파악된다. 한쪽 얼굴이 커서 고민하는 사람이 상당히 많다. 한쪽 턱을 많이 사용해서 그쪽 얼굴만 발달한 경우가 많다. 그래서 필자가 치과의사는 아니지만, 저작습관에 대해 조언을 많이 해주는 편이다. 턱을 사용하는 습관에 따라서 얼굴의 대칭에도 영향을 미치기 때문이다. 한쪽으로 많이 틀어진 얼굴보다는 대칭적인 얼굴이 더 매력적이고 좋은 인상을 준다.

　자신이 편측저작을 하는지, 한다면 어느 쪽을 많이 쓰는지 확인해보도록 하자. 거울을 보고 자신의 얼굴을 한번 보자. 치아를 위아래로 맞물려보면서 주로 어느 쪽 턱을 많이 쓰는지 확인해보자. 유독 한쪽이 잘 맞물리는가? 손가락을 양턱에 대본 채로 이를 악물어보자. 어느 한쪽이 더 근육이 발달했는가?

　이제 정면이 나온 사진을 찾아서 보면 많이 쓰는 쪽으로 얼굴이 틀어져 있는 것이 보일 것이다. 앞으로 할 일은 반대쪽을 의식적으로 더 사용하는 것이다. 6개월에서 1년 정도 지나면 좀 더 균형 잡힌 자신의 얼굴을 발견할 것이다. 그 이후부터는 균형을 유지하기 위해 골고루 양쪽을 같이 애용해주면 된다.

다리 꼬고 앉으면 미인이 될 수 없다: 대칭의 미학

　　　　　　　　　　김연아, 김태희, 한가인의 공통점은 무엇일까? 한국을 대표하는 미인들이기도 하지만, 그들의 얼굴에는 좀 더 특별한 점이 있다. 바로 얼굴의 좌우대칭이 잘 맞는다는 것이다.

　우리는 아름다운 것을 볼 때 쾌감을 느낀다. 예술품이나 잘 지어진 건축물 등을 볼 때 느끼는 그 구조와 형태에 따라 아름답다고 여기기도 하고, 그렇지 않기도 한다. 이런 구조적인 아름다움의 기본이 되는 것은 대칭성이다. 우리는 대칭되는 모습을 보면 심리적으로 안정된다. 그래서 대부분 조형물은 대칭을 이루도록 만들어진다.

　고대 그리스에서 이루어진 미학에 대한 담론을 보면 대칭을 얼

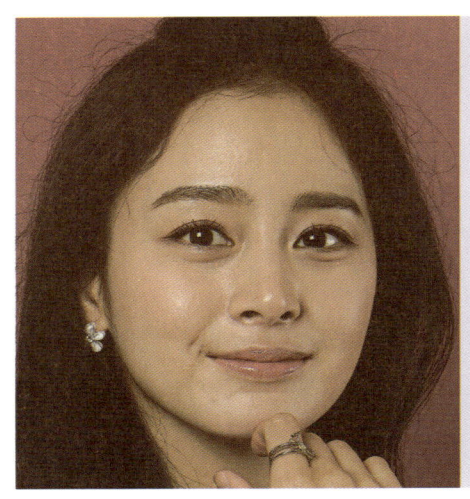

◀ 김태희의 얼굴은 좌우대칭의 조화를 거의 완벽하게 이루고 있다.

마나 중요시했는지 알 수 있다.

플라톤은 〈필레보스〉에서 "형과 색이 우리에게 아름답고 쾌감을 주는 것은 이들이 수량적으로 규칙이 바르고 적합한 형식인 균제(대칭성)와 유비성(닮음)을 가지고 있기 때문이다"라고 언급했다.

아리스토텔레스는 《시학》에서 "어떤 구조든 간에 그 부분들의 배열에 일정한 질서를 가지고 있어야 할 뿐만 아니라 우연적이지 않은 일정한 크기를 가져야 한다. 왜냐하면 미는 크기와 배열에 있기 때문이다"라고 밝혔다. 이는 단지 그 당시의 기준이 아니다. 그 이후로 만들어진 수많은 건축물, 예술품에서 대칭성을 발견할 수 있다. 2000년 이상이 지난 시기에 그리스의 반대쪽에서 활약했던

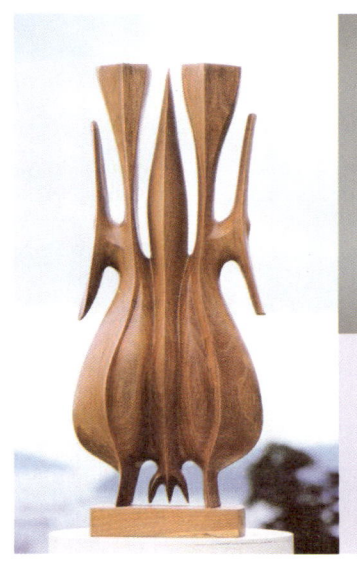
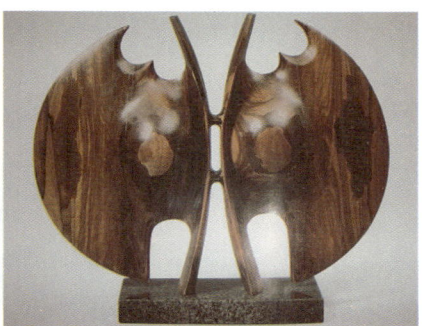

◀ 대칭의 미를 강조했던 조각가 문신의 작품들
ⓒ 문신미술관

20세기 한국의 조각가 문신도 "대칭이야말로 미학의 근본요소"라고 밝히며 대칭적인 작품으로 아름다움을 표현했다.

구조적인 미에서 대칭성이 중요하듯 얼굴을 인식하는 데도 대칭성이 중요하다. 다윈은 좌우가 완벽하게 대칭인 사람이 아름다우며, 특히 눈이 대칭이어야 한다고 했다. '마쿼트 뷰티분석' 재단을 설립해 시각적 미학을 연구하는 스티븐 마쿼트 역시 대칭성을 중요한 미의 요소로 여긴다.

얼굴에서 나타나는 대칭성은 구조적인 대칭 그 이상을 나타낸다. 영국 스털링대학 연구팀은 백인과 흑인을 대상으로 동공 사이의 거리, 얼굴 좌우 부위의 높낮이 등 각 부위의 수치를 기준으로 대칭성을 측정했다. 설문조사를 하여 매력적인 얼굴을 고르게 했다. 설문에 참여한 사람들은 대부분 대칭적인 얼굴을 매력적으로 느꼈다. 이처럼 사람을 대상으로 한 실험뿐 아니라 원숭이를 대상으로 한 실험에서도 동일한 결과가 나왔다.

대칭적인 신체는 구조적인 아름다움뿐 아니라 더 건강한 상태를 나타낸다. 유전자에 결함이 있거나 기생충에 감염되었을 때 신체가 비대칭적으로 발달할 수 있다. 근친결혼으로 태어나거나 미숙아인 경우에도 신체의 비대칭 현상이 더욱 심하게 나타날 수 있다. 신체의 형태가 대칭적이면 성장 과정에서 안정된 상태였다고 여길 수 있다.

이성의 얼굴을 볼 때도 마찬가지다. 이성의 얼굴이 대칭적일 때 그만큼 건강하고 유전자 결함이 없다고 여긴다. 이는 성 선택에서 중요한 요소가 된다.

스코틀랜드 세인트앤드류스대학의 데이빗 페럿 교수는 얼굴의 대칭성과 호감 정도를 전문적으로 연구해왔다. 그의 연구에 따르면 얼굴이 완벽하게 대칭을 이룰수록 이성에게 호감을 받는다고 한다. 그래서인지 앞서 언급한 한국의 미인들 외에도 세계적으로 유명한 미인들은 좌우대칭이 잘 맞는 이들이 많다. 세기의 미인으로 일컬어지는 올리비아 핫세, 오드리 헵번, 엘리자베스 테일러 등

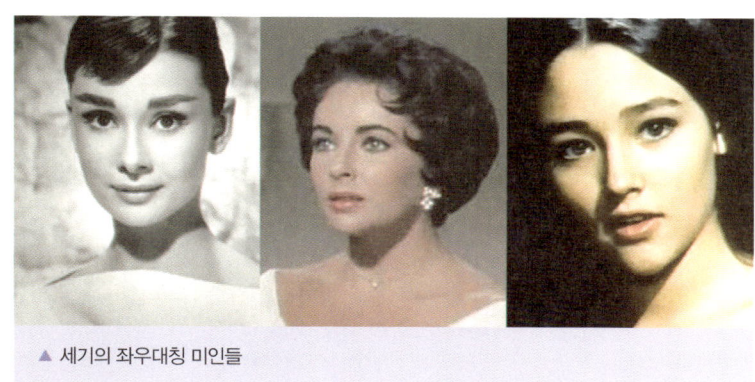

▲ 세기의 좌우대칭 미인들

도 얼굴의 좌우대칭이 잘 맞는 것으로 알려져 있다.

좌우대칭을 위해서는 습관이 중요하다. 앞에서 언급했듯이 한쪽으로만 음식을 씹는 것은 얼굴의 좌우 비대칭을 일으키는 큰 원인이다.

또 턱을 괴는 것도 안 좋은 습관이다. 학생들이나 책상에 앉아서 일하는 사람 가운데 이런 습관을 가진 이가 많다. 턱을 한쪽 손으로 받치면서 얼굴의 한쪽으로만 무게가 쏠리고 자세가 틀어진다. 이런 습관은 장기적으로 얼굴형을 틀어지게 한다.

우리의 몸은 척추를 중심으로 연결되어 있기 때문에 자세 또한 중요하다. 책상에 엎드려 자거나 한쪽으로만 옆으로 누워서 자는 습관도 얼굴을 비대칭으로 만든다. 척추가 옆으로 틀어지기도 하고, 한쪽 얼굴에 무게가 쏠리기 때문이다. 다리를 꼬고 앉는 것도 비슷하다. 다리를 꼬고 앉으면 골반이 틀어지고, 골반이 틀어지면 척추가 틀어지고, 척추 위에 얹혀 있는 두개골도 영향을 받는다.

어려 보이고 싶다면
물구나무를 서라

2008년 4월, 한국인 최초로 우주인 이소연 씨가 우주를 다녀왔다. 돌아온 이소연 씨는 한 매체와의 인터뷰에서 "얼굴이 계란형으로 더 예뻐졌어요"라고 말했다. 국제우주정거장ISS에 10일 동안 머물면서 '우주미인'으로 변했던 자신의 얼굴을 지칭한 것이었다.

이소연 씨가 우주에서 실시한 다양한 과제 가운데는 '미소중력 상태에서의 한국 우주인 얼굴의 형상 변화에 대한 연구'라는 것이 포함되어 있었다. 이를 쉽게 표현하면 우주로 가면 얼굴이 바뀌는데, 얼마나 어떻게 바뀌는지 재본다는 것이다.

세계 최초로 우주에서의 얼굴 변화를 측정하기 위해 국내 최고의 얼굴 연구 권위자인 조용진 교수의 등고선 촬영장치가 동원되었다. 이는 일반적인 광학사진보다 정확하고 계량적인 측정이 가능한 촬영장치다.

이소연 씨가 국제우주정거장에 머물면서 찍은 사진을 보면 얼굴이 확연하게 달라진 것을 알 수 있다. 이마와 코가 앞으로 돌출되고, 전체적인 볼륨이 위로 올라가면서 얼굴형이 갸름해졌다. 전체적인 느낌은 어려진 것 같다고 표현할 수 있다.

이소연 씨가 우주에서 겪었던 변화는 노화로 인한 얼굴의 변화를 반대로 보여준다. 노화로 인해 얼굴에 생기는 가장 큰 변화 두 가지는 '처짐'과 '위축'이다.

우리는 계속해서 중력의 영향을 받는다. 얼굴도 마찬가지다. 얼굴에 있는 골격이나 연조직이 조금씩 아래로 내려간다. 이 때문에 체중은 변화가 없어도 날렵했던 턱선이 가려지기도 한다. 코끝도

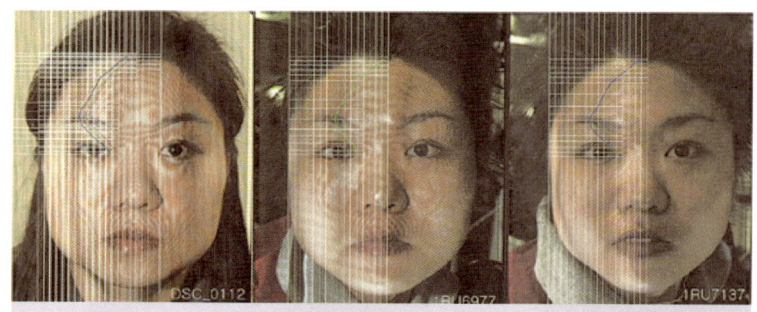

▲ 국제우주정거장에서의 이소연 씨 모습. 전체적으로 갸름해지고 어려 보인다.

노화와 더불어 아래로 조금씩 내려간다.

그리고 전반적으로 얼굴의 볼륨이 줄어든다. 얼굴을 이루는 연조직이 줄어들면서 골격이 두드러지게 나타난다.

얼굴의 근육들은 표정을 나타낼 뿐만 아니라 골격을 덮고 있어서 얼굴의 윤곽을 부드럽게 만드는 역할도 하고 있다. 이런 근육들이 줄어든다는 것은 그만큼 골격이 많이 드러나 보인다는 것이다. 특히 지방이 거의 없는 관자놀이 부위에서는 이런 변화로 인해 측두선 골격이 두드러진다.

지방층이 두터운 편인 볼, 광대 쪽은 지방층이 줄어듦과 동시에 중력의 영향을 많이 받는다. 눈밑, 코옆의 볼살이 아래로 처지면서 마치 앞광대 부위가 아래로 내려간 것처럼 보인다.

노화로 인해 생기는 '위축'과 '처짐'이 무중력 상태에서는 반대로 일어난다. 아래로 얼굴조직을 잡아당기는 중력이 없으니 전체적인 얼굴 볼륨이 위로 올라간다. 이때 턱선이 갸름해지며, 볼살이나 앞광대 부위가 위로 올라간다. 게다가 혈액과 체액이 위로 쏠리면서 볼륨이 더 늘어나면서 채워진 듯한 느낌이 든다. 이마가 더 볼록해 보이고, 코도 오뚝해진다. 이런 현상을 우주부종이라고 한다.

요즘은 동안을 선호하는 분위기다. 그래서인지 동안이 되기 위해 다들 각고의 노력을 하고 있다. '이제 동안이 되기 위해 우주에 가야 하나?' 하고 생각할 수도 있다. 아주 단순하게 생각을 해보

자. 우리가 지구상에 살면서 중력의 영향을 안 받거나 반대로 받을 수 있는 방법은 없을까?

중력의 영향을 거꾸로 받는 자세가 있다. 바로 물구나무서기 자세다. 물구나무는 오래전부터 다양한 이점이 있다고 알려져 왔다. 중력을 거슬러서 동안을 만드는 데도 도움이 될 것이다. 물구나무를 서는 게 힘들다면 거꾸로 매달리는 기구를 이용해도 같은 효과를 볼 수 있을 것이다.

Chapter 04
아름다움을 만드는 두 번째 절대요소 :
조화

높은 콧대에는
높은 리스크가 따른다

얼굴의 중심에 있는 코는 아주 특이한 조직이다. 인간처럼 코가 돌출한 동물은 거의 없다. 다른 동물들은 대부분 머리에 구멍 두 개만 뚫려 있다. 거의 모든 포유류는 콧구멍만 있다. 왜 사람의 코가 튀어나왔는가에 대한 논란은 계속되고 있다. 냄새를 모아두는 대기실 역할이라거나 추운 공기를 호흡하기 위한 보온실 역할이라는 설도 있다. 한편 수생원숭이 이론에 따르면 물속에서 오래 생활하며 수영하면서 호흡하기 위해서라고도 한다. 하지만 아직 왜 사람의 코만 이렇게 튀어나왔는가에 대한 정설은 없다.

이렇게 높게 튀어나온 코는 다른 동물에는 없는 사람만의 특징이다. 그래서인지 코를 높게 강조하는 게 여러 문화권에서 미의 기준으로 여겨졌다. 각종 예술작품 속에서도 사람의 코를 높게 강조한 것을 쉽게 볼 수 있다. "클레오파트라의 코가 조금만 낮았어도 세계의 역사는 달라졌을 것이다"라는 말에서 드러나는 것처럼 코는 얼굴의 중심에서 인상을 좌우하는 역할을 한다.

그러다 보니 코를 높이는 성형을 많이들 한다. 하지만 코가 높아지면서 아름다워지면 좋으련만, 어색해지기만 하는 경우도 종종 보게 된다. 코에 주입한 필러 때문에 고민을 안고 찾아온 A씨도 그런 사례였다.

A씨는 원래 콧대 가운데가 튀어나온 매부리코였다. 그는 "매부리코를 교정하기 위해 콧대 부분에 필러를 주입했는데, 이마에서부터 바로 코가 시작되면서 영화 〈아바타〉에 나오는 나비족처럼 보인다"고 고민했다. 그는 "코가 길어 보여 왠지 나이 들어 보인다"고 덧붙였다. 그뿐만 아니라 A씨는 주위로부터 "수술했냐?"는 인사를 듣게 돼 더 스트레스를 받는다고 털어놨다.

사람의 얼굴은 부위별로 조화를 이루고 있다. 여러 부위 간의 미묘한 상관관계가 사람 얼굴의 특징을 이루고 있다. 전혀 다르게 생긴 사람들도 공통적으로 이런 상관관계를 지닌다. 코를 높이면서 어색하고 부자연스러워지는 이유는 여러 부위 간의 상관관계가 깨지기 때문이다.

코가 시작하는 부분을 알아보자. 대부분 이마 부분이 볼록하게

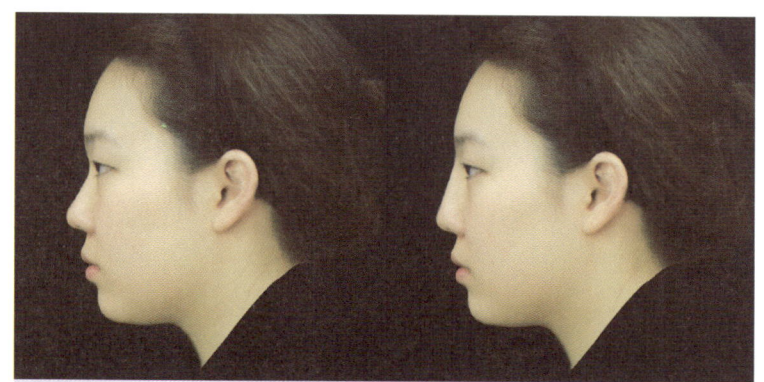

▲ 코가 시작되는 코뿌리 부분이 높아지면 A씨처럼 어색하게 변할 수 있다. 합성얼굴의 가상성형 전후

올라오면서 눈썹이 있는 부분이 가장 앞으로 튀어나왔다. 그리고 눈과 눈 사이가 오목하게 들어가 있는데 그 지점에서 코가 앞으로 나오기 시작한다.

인종이 달라져도 코가 시작하는 위치는 같다. 눈과 눈썹 사이가 좁으면 그만큼 코도 이마에 가까운 부분에서 시작한다. 반대로 눈과 눈썹 사이가 멀면 그만큼 코도 이마에서 아래쪽에서 시작한다.

무작정 코를 높이다 보면 코가 시작하는 부위가 위로 올라가면서 눈 사이 부분이 높아지는 경우가 있다. 이는 코를 위쪽으로 길어지게 한다. 코가 길어지면서 얼굴이 전체적으로 길어 보일 수 있다. 코가 길어 보이면 이마나 하관이 상대적으로 짧아 보일 수 있다.

코가 시작하는 부위가 위로 올라가면서 눈과의 상관관계는 달라지게 된다. 눈과 눈 사이에서 시작하는 콧부리 부분이 위로 올라가며 상대적으로 눈이 더 아래로 낮아 보이게 된다. 이때 얼굴에서 가장 중심 부분에 해당하는 눈과 코의 조화가 깨져 어색해 보인다.

A씨는 주입했던 필러를 녹이면서 원래의 모습을 찾았다. 살짝 콧대가 튀어나온 매부리코이지만, 과도한 시술 후의 어색한 모습보다는 훨씬 자연스럽고 부드러워 보였다.

또 다른 경우도 있다. 약간 티 나게 코를 높이고 싶었던 W씨는 코에 보형물을 넣어서 높이는 수술을 했다. 원했던 만큼 드라마틱한 변화가 생겨서 수술 후에 상당히 만족스러웠다. 그런데 시간이 지나면서 수술 전에는 미처 신경 쓰지 못했던 부분이 눈에 거슬리기 시작했다. 바로 코끝이 많이 높아지면서 뭔가 어색해 보이기 시작한 것이다.

전체적으로 코를 높이기 위해 성형수술을 할 때 보형물을 삽입하는 경우가 많다. 보형물을 삽입하면서 코끝도 앞으로 튀어나오게 된다. 이때 코끝이 유독 튀어나오면서 어색해 보이기도 한다. 콧구멍이나 콧볼에 비해 유독 앞으로 튀어나온 것처럼 보이는 것이다.

그래서 이런 코를 보고 '분필 넣은 것 같다'고 한다. 마치 분필 하나가 앞에 있는 것처럼 코가 높아진 것이다. 그러니 콧볼이나 콧

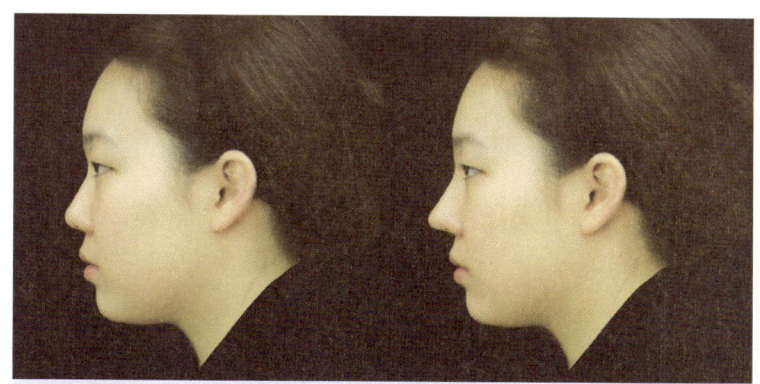

▲ 코끝이 과도하게 높아지면 인위적인 느낌이 든다. 합성얼굴의 가상성형 전후

구멍과 전반적으로 비율이 안 맞는 것이다.

그리고 이런 코는 보형물이 들어가면서 높아졌기 때문에 살이 팽팽하게 늘어나서 얇아진다. 그러다 보니 마치 뼈의 윤곽이 드러나는 것처럼 보인다. 이를 관상에서는 비위노골鼻危露骨이라 한다. 관상에서는 적당히 살이 덮혀 부드러워 보이는 코를 복이 있다고 여긴다. 반면 이렇게 살이 없는 것처럼 뼈의 윤곽이 드러난 코는 그만큼 복이 없다고 여긴다. 아무래도 뼈의 윤곽이 드러나 보이면 부드러운 느낌보다는 강한 느낌이 들기 마련이다.

W씨도 그렇게 인상이 바뀌었다. 피부가 팽팽해지고 얇아진 가운데 높아진 코의 윤곽이 뚜렷해졌다. 그리고 코끝이 콧볼이나 콧구멍에 비해 앞으로 튀어나오면서 어색한 느낌을 가지게 되었다.

물론 코성형 자체는 부작용 없이 아주 안전하게 잘되었다고 볼 수 있다. 하지만 그 변화의 모습이 좋아 보이지만은 않는다. 미학적인 관점에서 보면 상당히 아쉬워 보인다. 시술 자체의 테크닉도 중요하지만 타고난 아름다움을 파악하는 노력이 앞으로는 더 필요할 것이다.

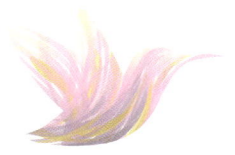

좀 더 큰 눈을 소망했던 S양의 경우

조선시대 초기에는 작은 눈을 아름답게 여겼다고 한다. 화려하지 않고 간소한 것을 좋게 여겼던 성리학이라는 정치이념 때문이다. 그래서 화려하지 않은 흰색 위주의 옷을 입었고, 단아해 보이는 홑꺼풀의 작은 눈을 아름답게 여겼던 듯하다.

S양도 그러한 단아한 인상의 미인이었다. 그러나 자신의 눈이 작다고 생각해 항상 눈을 크게 만들고 싶다는 생각을 하면서 고민을 거듭했다.

어떤 연구에 따르면 동양인은 평균적인 눈에 비해 길고 큰 눈을 매력적으로 여긴다. 안검하수(눈꺼풀이 처지는 것)가 없으며 쌍꺼풀이 얇고, 몽고주름이 없고, 경사도가 낮은 눈을 선호한다. 백인이 생각하는 아름다운 눈은 동양의 미적 관점과는 반대다. 평균적인 눈에 비해 날카롭고 매서운 눈매의, 끝이 올라간 눈이다. 상대적으로 평균적인 코카시안(유럽-아메리카 인종)의 눈보다 작다.

아이러니하게도 서로 반대되는 특성을 아름답게 여기는 듯하다. 한국인을 포함한 동양인은 평균적인 눈보다 큰 눈과 둥글고 부드러운 눈을 선호하고, 서양인들은 평균적인 눈보다 세로로 짧고 눈매가 올라간 눈을 선호하는 것이다.

S양도 눈이 더 커지고, 둥글어졌으면 하는 바람을 가지고 있었다. 그 바람이 강해서인지 그녀의 꿈은 이루어졌다. 여러 차례에 걸쳐서 말이다. 눈 성형수술을 통해 그녀의 바람대로 눈이 더 커져 보이게 되었다. 엄밀히는 안구가 더 많이 노출된 것이다. 안구가 많이 노출될수록 눈이 더 볼록하게 튀어나와 보인다. 이는 안구의 크기와도 관련이 있다.

북방계 아시아인은 안구 자체가 작은 편이다. 이는 빙하기 때 혹독한 추위와 자외선으로부터 스스로를 보호하기 위해 환경에 적응한 결과다. 안구 자체가 작다 보니 이를 많이 노출시키면 눈이 볼록하게 나와 보인다.

안구의 크기와 비례해서 노출된다고 가정해보자. 타고난 안구의 크기가 큰 사람은 눈이 커 보이고, 작은 사람은 작아 보일 것이다. 그런데 눈의 크기가 작은 사람이 눈이 커 보이려면 안구가 노

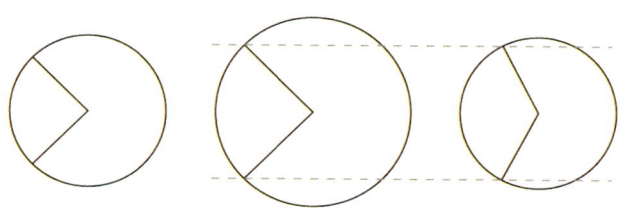

▲ 좌측은 작은 안구, 가운데는 같은 비율로 드러나 보이는 큰 안구, 우측은 가운데와 마찬가지로 커 보이지만 볼록해 보이는 작은 안구

출되는 정도가 더 커질 것이다. 안구가 큰 사람과 안구가 작은 사람이, 겉에서 봤을 때 눈 크기가 비슷해 보이게 만든다고 생각해보자. 그렇다면 안구가 크면 좀 더 평평해 보일 것이고, 안구가 작다면 더 볼록하게 튀어나와 보일 것이다.

이런 차이는 우리가 사물을 보고 받아들이는 것과도 관련이 있다. 안구가 작아서 초점거리가 짧은 카메라처럼 상이 맺힌다. 초점거리가 짧고, 눈의 곡률이 커서 시야가 넓다. 마치 어안렌즈를 장착한 카메라처럼 넓은 부위를 한 번에 보는 것이다. 이런 눈의 특징으로 물건의 크기 차이와 거리 차이를 뚜렷하게 느낀다.

서양인들은 안축의 직경이 조금 길다. 상대적으로 수정체의 곡률이 낮은 편이다. 안구가 크기 때문에 망막이 전체적으로 넓다. 넓은 만큼 많은 수의 망막세포에 빛이 수용되므로 해상도가 높다.

서양인들의 눈은 시야는 좁은 편이나 해상력이 좋은 망원렌즈와 비슷하다. 이런 차이는 서로의 얼굴을 볼 때도 영향을 미친다. 원근감이 발달한 동양인들은 상대방의 얼굴을 좀 더 입체적으로 보고, 서양인들은 평면적으로 본다. 즉 동양인이 얼굴이 볼록한 서양인을 보면 더 입체적으로 느끼고, 서양인이 동양인을 보면 더 납작하게 느낀다.

안구가 노출되면서 생길 수 있는 변화가 더 있다. 바로 눈동자와 흰자가 더 많이 드러나는 것이다. S양도 눈동자가 많이 가려져 있다고 생각해서 눈동자가 많이 커 보이길 원했다. 그러다 보니 성형을 반복하면서 눈이 위아래로 커지면서 흰자가 많이 보이게 되었다. 보통 사람의 눈은 가운데 눈동자(홍채와 동공)가 있고 양쪽에 흰자위가 있다. 그런 눈동자의 양옆뿐 아니라 위나 아래에 흰자가 드러나는 눈을 삼백안이라고 한다. 보통 사람들은 눈을 치켜뜨거나 내리뜰 때 이런 모습이 된다.

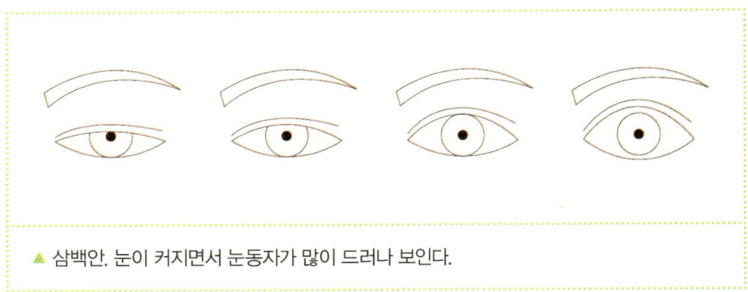

▲ 삼백안. 눈이 커지면서 눈동자가 많이 드러나 보인다.

성형수술을 통해 눈이 커지면서 의도치 않게 삼백안이 되기도 한다. 심지어는 눈동자가 흰자에 떠 있는 것처럼 보이는 사백안이 되기도 한다. 이런 눈은 마치 놀란 것처럼 보이기도 한다. 삼백안과 사백안은 모두 관상학에서 아주 좋지 않게 여기는 모습이다. 예뻐 보이려고 했다가 오히려 부정적인 인상이 되기도 한다. 그래서인지 요즘은 눈을 커 보이게 하는 앞트임, 뒤트임 수술을 한 후 인상이 부정적으로 바뀌어서 복원수술을 받는 경우도 늘고 있다.

　과도하게 눈을 커 보이게 하다 보면 눈 안쪽의 눈물샘(눈물언덕)이나 점막이 드러나기도 한다. 원래 감춰져 있는 부분이다 보니 조금만 드러나도 많이 보이는 것처럼 느껴진다. 관상학에서는 눈 안

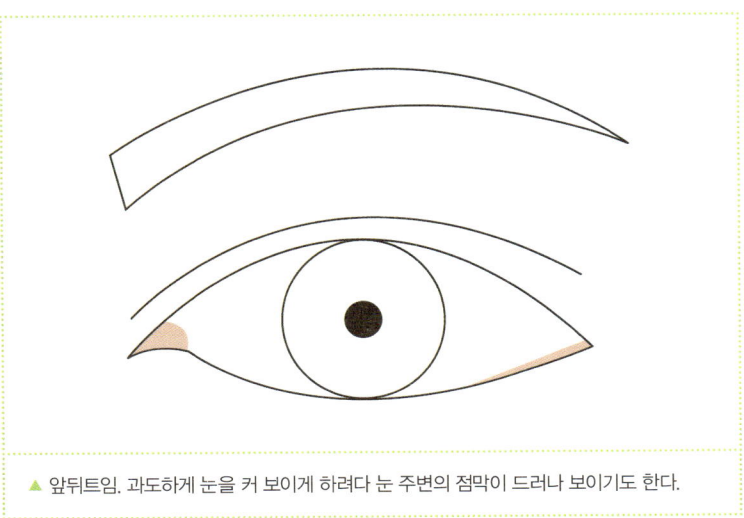

▲ 앞뒤트임. 과도하게 눈을 커 보이게 하려다 눈 주변의 점막이 드러나 보이기도 한다.

쪽의 속살을 노육이라고 하는데, 이 노육이 많이 드러나는 것을 좋지 않게 여긴다.

   S양은 시간이 흐르면서 눈이 많이 바뀌었다. 그러면서 아담하고 단아해 보였던 인상이 좀 더 뚜렷하고 시원해졌지만, 언제나 놀란 것처럼 보인다. 눈이 볼록하게 나와 보여서인지 그 시선이 부담스러울 때도 있다. 무엇을 얻고 무엇을 잃었는지는 본인이 판단할 몫이지만, 일말의 안타까움을 느낀다.

무턱이
고민이라면?

유독 V(브이)라는 알파벳을 좋아하는 R씨. 사진을 찍을 때도 손을 V자로 만든 포즈가 빠지지 않는다. V자를 좋아해서인지 얼굴도 V라인으로 만들고 싶다는 강한 열망을 가지고 있었다. V라인이 되기 위해 'V라인으로 만들어준다'는 차를 물 대신 마셨고, 더 나아가 얼굴을 갸름하게 하는 다양한 시술도 받아왔다.

그런데 그가 부족하게 느끼는 점이 하나 있었다. 바로 턱끝이 뭉툭하다는 것이다. 객관적으로 볼 때는 자연스럽고 부드러워 보이는 편이었으나, V라인이 되고자 하는 욕망에 휩싸인 그에게는 콤플렉스로 느껴질 뿐이었다. 그러다가 인터넷으로 무턱에 관한 내용을 찾아보고는 자신이 무턱이라고 확신했다. 그 내용에는 무턱의 진단기준이 다음과 같이 소개되어 있었다.

R씨가 인터넷에서 찾아본 무턱의 진단기준
① 아래턱이 작고 짧다.
② 아래턱이 들어가 있다.
③ 턱이 없어 보이며 턱선이 구분되지 않는다.
④ 윗니가 아랫니를 덮어 물린다.
⑤ 입술을 다물게 되면 턱끝에 힘이 들어간다.
⑥ 일반적으로 약해 보이며 착하게 생겼다는 이야기를 많이 듣는다.

대부분의 사람은 이 기준에 두세 가지 정도 충족한다. 그러니 당연히 무턱에 해당될 수밖에 없다. 무턱은 아래 턱끝이 작고 뒤로 들어가 보이는 경우를 이야기한다. 의학적으로는 하악왜소증이라 부른다. 위아래 치아가 잘 맞지 않는다면 교정과 더불어 적극적인 치료를 고려할 수 있다. 그렇지 않은 경우에는 주관적인 심미안에 의해 좌우될 것이다.

턱의 앞부분 끝이 튀어나온 것은 인간 얼굴에서만 나타나는 특징이다. 다른 동물들과 달리 사람의 입은 합죽이처럼 안쪽으로 들어왔다. 그러면서 턱끝이 튀어나왔는데, 이는 인간의 진화 과정에서 나타난 현상으로 약 5~10만 년 전의 인류에서부터 나타난 것으로 추정된다.

이는 사람만이 가지고 있는 특징이기 때문에 다른 동물과 사람을 구별하는 차이로 여겨져 왔다. 그래서 턱선을 좀 더 날렵하게 하고, 턱끝을 강조하는 것을 미의 기준으로 여기기도 한다. 마치 코를 높이는 것처럼 말이다.

R씨도 그런 기준을 가지게 되었다. '턱끝이 좀 더 나왔으면 좋겠다'는 생각은 점차 그의 뇌리를 사로잡았다. 턱끝을 튀어나오게 하는 필러시술의 대장정이 시작되었다. 시간이 흐르면서 흡수되는 필러는 그의 성에 차지 않았다. R씨는 이후 뼈를 깎아서 모아주는 수술을 하기도 했고, 영구적인 보형물을 삽입하기도 했다. 시간이 흐르며 그의 턱은 더 뾰족해지게 되었다. 문자 그대로 V라인이 된 것이다.

그렇게 변한 그의 모습은 정상의 범주를 많이 벗어나 있었다. 그의 턱끝은 초정상자극의 전형적인 모습이었다. 턱끝이 나와야 한다는 것에 집착하다 보니 정상적인 모습과는 다른 모습이 생겨났다.

턱끝이 나와 보이게 하기 위해 하악(아래턱)을 안쪽으로 이동시키기도 한다. 이때 수술이 과하게 이루어지면 입술 아랫부분이 움푹 들어가 보이기도 한다. 턱끝에 보형물 등을 삽입한 뒤에도 그런 모습이 두드러져 보일 때도 있다.

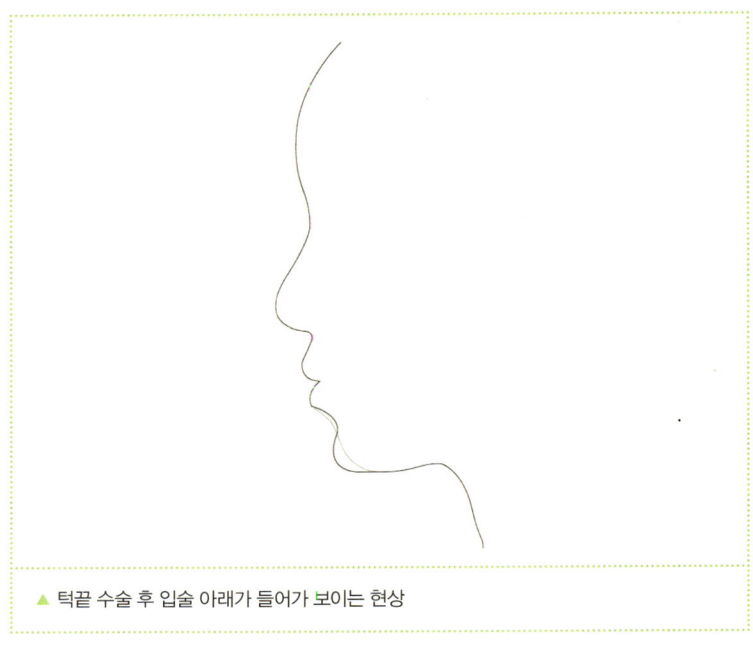
▲ 턱끝 수술 후 입술 아래가 들어가 보이는 현상

　턱끝에 보형물을 삽입하고 나서 가끔 어색해 보이는 경우가 있다. 말을 하거나 표정을 지을 때 입 주변의 근육이 움직이면서 피부 표면에 그 움직임이 보인다. 그런데 턱끝에 보형물을 삽입한 부위가 가만히 있으니 마치 따로 노는 것처럼 보이는 것이다.
　턱끝이 나온 특징은 동양인보다는 서양인에게서, 여성보다는 남성에게서 더 뚜렷하게 나타난다. 그래서 턱끝이 나오게 하는 것 자체는 남성성을 강조하는 것이라고 볼 수 있다. 그러면서 성숙한 인상이 더해지는 것이다.

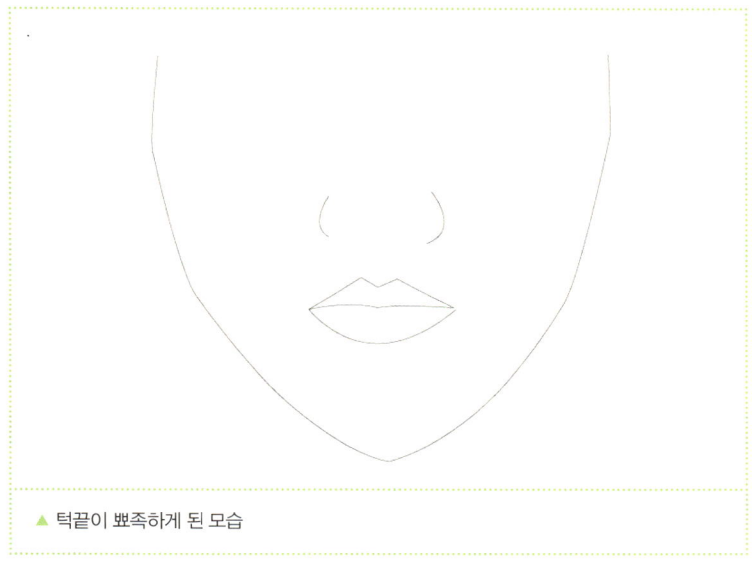
▲ 턱끝이 뾰족하게 된 모습

　보통 V라인이라고 하면 갸름한 얼굴형이라고 생각해 여성성을 강조한다고 여기는데, 턱끝은 또 다른 의미를 가지고 있다. 턱끝이 뾰족하게 나온 V라인은 여성성보다는 의지가 강하다는 인상을 줄 수 있다. 그리고 돌출된 모양이나 정도가 지나치면 인위적인 느낌을 받게 된다. R씨에게 나타난 변화도 그랬다. 원래의 부드럽고 약간은 유약해 보이던 인상이 강하게 바뀌었다.

　턱이 갸름해지면서 가냘파 보이고자 했던 처음 목적과는 다른 변화가 생긴 것이다. 오히려 인상이 강해진 것이다. 게다가 지나치게 뾰족해진 턱끝은 첨탑을 보는 것 같은 인위적인 느낌을 준다.

얼굴 각 부위에는 여러 가지 의미가 담겨 있다. 그래서 본인이 원하는 인상을 만들기 위해서는 그 의미를 제대로 파악해야 한다. 지나치게 한 부분에 집착하면 오히려 원래의 의도와는 다른 결과를 만들 수 있다.

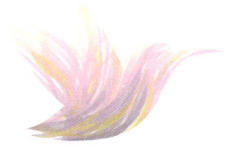

볼살이 불만이었던
자매 이야기

사람의 얼굴을 보고 '아름답다' 혹은 '아름답지 않다'라고 느끼는 데는 여러 가지 요인들이 작용한다. 건물이나 자연을 보면서 그 구조에 대해 '아름답다'고 느끼는 것에는 대칭성, 비율, 일정한 구조의 반복 등이 그 요인으로 작용한다. 사람의 얼굴을 보면서 느끼는 아름다움에는 구조적인 아름다움에 감정이라는 요인이 추가적으로 작용한다. 그래서 똑같은 모습을 보면서도 다르게 느끼는 경우가 많다.

우리가 느끼는 인상이라고 하는 것은 이중성을 가지고 있다. 인상이 부드러워 보인다고 하는 말을 부정적으로 표현하면 약해 보인다고 할 수 있다. 혹은 억세 보인다는 말을 긍정적으로 표현하면 의지가 있어 보인다고 할 수 있다.

고전적인 예를 들어보자. 컵에 차 있는 물을 생각해보자. 물이 '반이나' 차 있는가? 아니면 '반밖에' 들어 있지 않은가? 이런 언어 패턴은 우리가 사람의 얼굴을 보고 느끼는 인상에도 적용할 수 있다. 똑같은 얼굴을 보면서 긍정적인 면을 찾을 수도 있고, 부정적인 면을 찾을 수도 있다. 모든 것은 양면성을 가지고 있기 때문이다.

이런 양면성을 가장 많이 가지고 있는 부위가 볼살인 것 같다. 어떤 이는 빼고 싶어 하고, 어떤 이는 채우고 싶어 한다. 비슷한 상태임에도 불구하고 그렇게 생각하는 게 다르다.

I씨와 J씨는 자매다. 그들은 자매라 그런지 외모가 비슷했다. 그런데 그들은 자신의 얼굴에 대해 각기 다른 생각을 가지고 있었다. I씨는 자신의 얼굴이 말랐다고 생각했고, J씨는 자신의 얼굴이 빵빵하다고 생각했다. 스스로에 대한 부정적인 인식이 씨앗이 되었다. 그리고 각자의 마음에 심어진 씨앗은 각각 반대로 자라게 되었다.

I씨는 자신의 얼굴에 살이 없다고 생각했다. 그래서 좀 더 나이가 들어 보이고, 빈곤해 보인다고 생각했다. 그리고 볼살이 없어 뼈의 윤곽이 두드러져서 날카로워 보인다고 여겼다. 그래서 볼살을 채우면 좀 더 어려 보이고, 인상이 부드러워지리라 생각했다. 그래서 얼굴에 볼륨을 채우는 다양한 방법에 관심을 가졌다.

처음에는 필러와 스컬트라 등 간단한 주사요법에 관심을 가졌다. 그러나 시술로 인한 볼륨효과가 이전과 비교하면 확 차이가 크게 나 보이지는 않았다. 좀 더 큰 변화를 원했고, 몸에 있는 지방을 빼서 얼굴에 이식하는 자가지방이식술을 수차례 받았다.

J씨는 자신의 얼굴에 살이 많다고 생각했다. 그래서 좀 더 얼굴이 커 보이고, 둔해 보인다고 생각했다. 그리고 볼살 때문에 얼굴이 처져서 나이가 들어 보인다고 여겼다. J씨는 볼살을 빼면 좀 더 날렵해 보이고, 인상이 여성스러워지리라 생각했다. 그리하여 얼굴의 살을 빼는 방법들을 알아보았다.

처음에는 얼굴 지방을 줄이는 간단한 주사요법에 관심을 가졌다. 주사요법으로 인한 변화에는 만족하지 못했고, 더 큰 변화를 원했다. 그래서 볼 안쪽, 근육보다 깊은 부분의 지방을 제거하는 심부볼지방제거술을 받았다.

이 두 자매는 나중에 전혀 다른 얼굴형이 되었다. 이목구비는 비슷하지만 I씨는 얼굴이 빵빵해졌고, J씨는 얼굴이 홀쭉해졌다. 결국은 본인들이 원하던 대로 된 것이다. 나는 원래 얼굴이 나았다고 생각하지만, 자기 얼굴은 자기가 판단하는 것이니…….

그런데 이제 이 자매는 변화된 자신들의 얼굴을 보면서 만족하지 않는다. I씨는 이제 자신의 얼굴이 커 보이고, 살이 처져서 나이 들어 보인다고 생각한다. J씨는 얼굴이 살이 없어서 나이 들어 보인다고 여긴다. 이들에게 필요한 건 과연 얼굴을 바꾸는 시술일까?

V라인을 꿈꿨는데
개턱이라니?

성형외과에서 상담실장으로 오래 일한 G씨는 얼굴이 자주 바뀌는 편이다. 처음 만났을 무렵에는 주로 눈·코 수술을 여러 번 받으면서 얼굴이 바뀌었다. 최근에는 얼굴형에 관심을 가지고 갸름한 얼굴이 되기 위해 다양한 리프팅시술을 받았다. 얼마 전에는 사각턱수술을 받아 귀밑에서 턱끝까지 거의 일자로 쭉 뻗을 정도로 턱이 갸름해졌다. 본인은 얼굴이 작아지고 있다며 좋아했지만, 필자의 눈에는 그리 좋아 보이지 않았다.

얼굴에서 턱 부위는 가장 늦게 발달한다. 13세에서 15세 사이에 보통 영구치가 난다. 그리고 사춘기 시기에 2차 성징이 일어날 때 비로소 턱의 성장이 마무리된다. 그래서 턱이 발달한 얼굴은 더 성숙해 보인다.

얼굴에서 가장 늦게 발달하는 부위라 그런지 관상학에서는 턱 부위가 말년운을 나타낸다고 본다. 부하나 자녀와의 관계를 나타내기 때문에 노복궁이라는 이름으로도 부른다. 그래서 턱이 두텁고 넓을수록 많은 부하나 자녀를 두고 여유로운 말년을 보낸다고 본다.

심지어 턱이 발달하면 추진력과 지구력이 강하다고 보기도 한다. 이를 음식의 기호와 연관 지어서 보기도 한다. 공격적이고 인내심이 강한 사람은 딱딱한 음식도 '어디 한번 붙어보자'는 식으로 끈질기게 씹어 먹는다는 것이다.

반대로 턱이 갸름하고 짧을수록 어려 보인다. 턱이 발달하기 이전 얼굴의 특성을 간직하고 있기 때문이다. 그래서 갸름한 얼굴을 미인으로 여기는 현상은 동안을 선호하는 분위기와 밀접한 관련이 있다. 어린 시절의 비율과 유사한 얼굴을 선호하는 것이다.

예전에 비해 갸름한 얼굴을 요즘은 더 선호하기도 하지만, 실제로도 그렇게 변해가고 있다. 조용진 얼굴연구소의 연구에 따르면, 1950년대에서 1960년대 출생자까지는 체격과 더불어 전체적으로 커지는 변화를 보였으나, 1970년대 이후 출생자부터는 턱이 급격히 작아지고 있다고 한다.

두개골 전체가 커지면서 하안의 비율이 줄어들기도 했지만, 턱의 용적이 15% 이상 줄어들었다고 한다. 가장 큰 원인은 식습관의 변화로 보고 있다. 부드러운 음식을 선호하면서 조선시대에 비하면 씹는 힘이 3분 1 정도로 줄어들어 턱뼈가 훨씬 덜 발달하게 되었다고 본다. 이런 현상은 앞으로도 지속될 것으로 여겨진다.

  한국인은 북방계 몽골족의 얼굴 특징을 많이 가지고 있는데, 그 중의 하나가 발달된 턱이다. 상대적으로 하관이 발달했는데, 이는 얼굴을 성숙해 보이게 한다. 요즘은 갸름한 얼굴을 많이 추구하다 보니 G씨처럼 턱뼈를 깎는 수술을 감행하기도 한다. 이때 깎는 부위는 귀밑 아래로 나온 하악각 부분이다. 관상학에서는 장벽이라고 부르는 부분이다.

  턱뼈를 깎는 수술은 많은 부작용의 위험이 있다. 평생 음식을

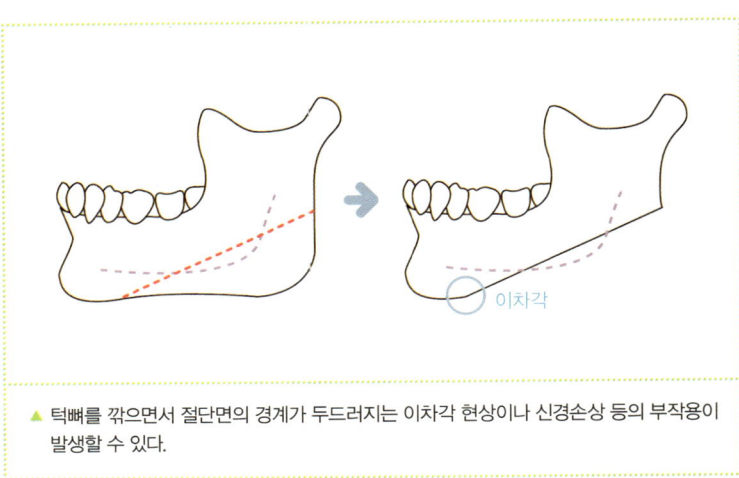

▲ 턱뼈를 깎으면서 절단면의 경계가 두드러지는 이차각 현상이나 신경손상 등의 부작용이 발생할 수 있다.

씹어야 할 아랫턱뼈가 너무 약해져서 씹는 힘이 떨어지고 식사에 불편을 끼치기도 하고, 신경을 절단하기도 한다. 가장 흔한 부작용은 이차각이라 하여 절단된 모서리 부분이 계단처럼 두드러져 보이는 현상이다.

이차각 현상을 방지하고자 길게 곡선형으로 턱뼈를 많이 깎아내기도 한다. 안타깝게도 이렇게 턱뼈를 길게 깎으면 건강상의 우려도 있을뿐더러 외관상 어색해 보인다.

이처럼 턱뼈를 깎으면 어색해 보이는 이유는 무엇일까? 사람이 아닌 다른 동물의 특징에 가까워진다. 마치 개나 고양이처럼 보이는 것이다. 사람이나 유인원은 턱이 차지하는 공간이 줄어들면서 턱뼈가 아래쪽으로 발달했다.

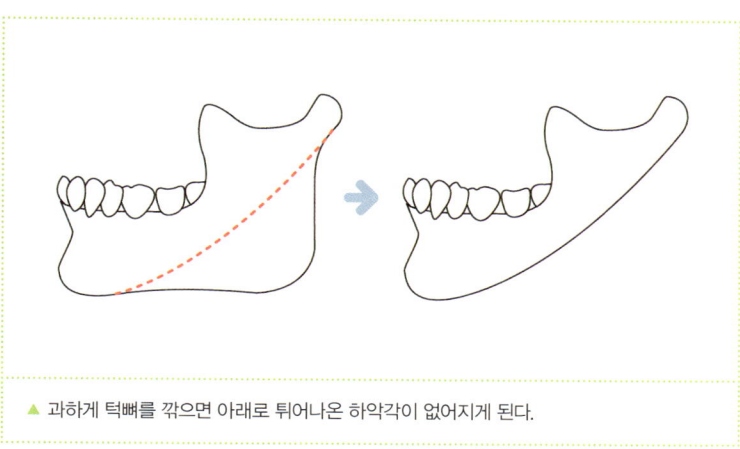

▲ 과하게 턱뼈를 깎으면 아래로 튀어나온 하악각이 없어지게 된다.

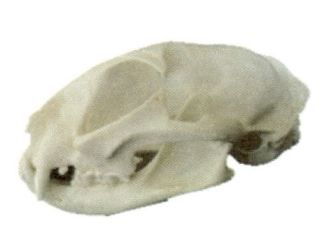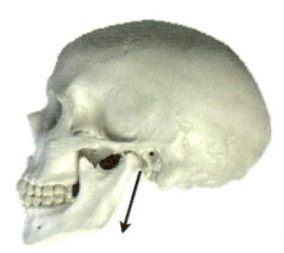
▲ 다른 동물에 비해 사람의 턱은 앞뒤로 짧고 위아래로 길어지면서 하악각이 발달했다.

그런데 이를 깎아 마치 귀에서 턱선이 일자로 연결된 것처럼 보이면 어색할 수밖에 없다. 그래서인지 지나치게 턱뼈를 깎은 모습을 일명 '개턱' 혹은 '빗살무늬토기턱'이라고 부른다.

갸름한 턱선을 추구하다가 인간의 모습을 포기한 꼴이 된 것이다. 이 역시 초정상자극의 한 현상이다. 한 부분에 집착할 때는 그 부분만 보이는데, 한 발짝 멀리 떨어져서 전체를 보게 되면 당연히 조화가 깨져 보인다. 일시적인 충동과 욕심으로 이렇게 턱뼈를 지나치게 깎았던 사람들이 이제는 턱뼈를 재건하고 복원하는 수술을 받는다고 한다.

갸름하고 어려 보이는 얼굴도 나름의 매력이 있다. 하지만 그 정도가 지나치면 인위적이고 부자연스러운 느낌을 준다. 부자연스러운 느낌은 호감보다는 비호감에 가깝다. 적어도 인간 본연의 타고난 모습에서 벗어나지 않는 게 자연스럽고 보편적인 아름다움에 가깝다.

사극에 쌍꺼풀 미인이라니: 홑꺼풀의 아름다움

필자는 역사를 좋아한다. "역사는 반복된다"는 말처럼 과거를 되돌아보면서 현재를 생각하고, 앞으로를 대비하며 교훈을 얻을 수 있기 때문이다. 때로는 그때의 기록을 반추하면서 생활상을 되짚어보기도 한다.

TV에서 방영하는 사극은 역사의 교훈과 이야기의 재미를 고루 갖추고 있다. 그래서인지 많은 소재가 여태까지 방영되어 왔고, 많은 사람의 사랑을 받고 있다. 최근에는 한류 열풍으로 다른 나라 사람들도 한국의 사극을 많이 좋아한다.

사극을 좋아하는 한류 팬들은 현대 드라마와는 달리 한국 고유의 분위기가 살아 있는 것을 사극의 가장 큰 매력으로 꼽는다. 사극에서는 역사를 바탕으로 고증되어 그 당시의 생활상을 엿볼 수 있다. 궁궐이나 사찰 같은 한국의 문화유산을 간접적으로 볼 수도 있다. 과거의 전통복식을 보면서 한복의 아름다움을 느끼기도 한다.

사극을 필자도 참 좋아한다. 그런데 한 번씩 사극을 보다가 눈살을 찌푸릴 때가 있다. 사극에서는 배우들이 한복을 차려입고, 옛날 말씨를 쓰면서 연기한다. 그런데 서구적으로 성형한 배우들이 나올 때면 역사 속의 이야기에 몰입이 잘 안 되기 마련이다.

한국인이 가지고 있는 얼굴의 특징을 한 가지 꼽으라고 하면 단연코 '홑꺼풀'이 될 것이다. 이는 북방계 몽골족의 특징이다. 흑인도, 백인도, 동남아인도 모두 쌍꺼풀을 가지고 있다. 한국인의 60~70%는 북방계 몽골족의 후손이다. 따라서 홑꺼풀을 타고났다.

홑꺼풀은 빙하기에 극심한 추위에서 생존하기 위한 진화 기전 중의 하나다. 빙하기 시베리아 지역은 겨울이면 영하 50~70도로 내려갈 만큼 추위가 혹독하고, 눈에 덮인 겨울이 길었다. 그래서 북방계 민족은 혹독한 기후에 맞게끔 적응하여 얼굴에서 그 특징

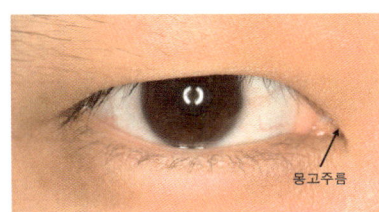 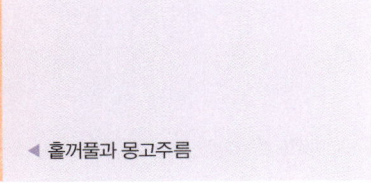

◀ 홑꺼풀과 몽고주름

이 나타난다. 빙하가 덮인 시베리아에서는 설원에 반사된 자외선이 강했다. 추위에 눈을 보호하기 위해 다른 인종과는 다른 변화가 생겼다.

눈꺼풀에는 두 겹의 지방층이 생겨서 두터워지면서 안구를 추위로부터 보호하게 되었다. 매서운 바람과 자외선으로부터 보호하기 위해 눈의 노출이 줄어들어 작아 보이게 되었다. 이때 생긴 것이 몽고주름이다. 눈꺼풀 안쪽에서 밑으로 비스듬히 뻗는 주름이 생기면서 눈의 안쪽으로 가린 것이다. 다르게 생각하면 좀 더 진화된 형태의 눈이라고 볼 수 있다.

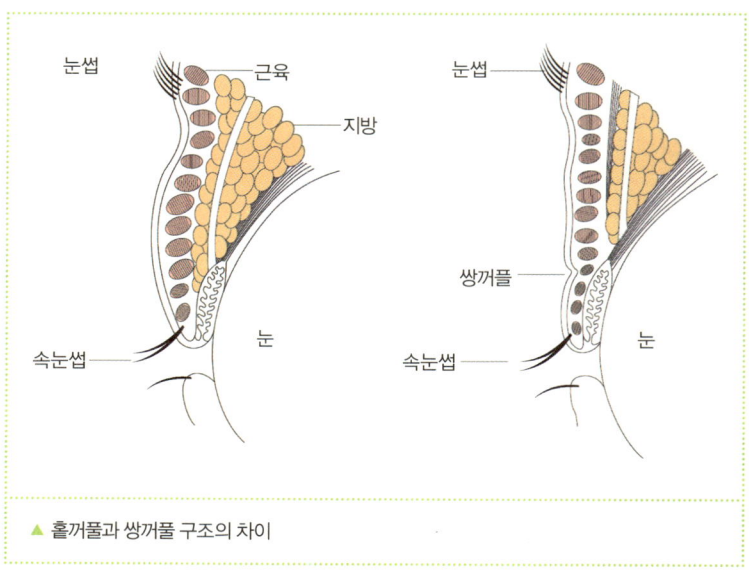

▲ 홑꺼풀과 쌍꺼풀 구조의 차이

과거 조선시대에는 홑꺼풀의 작은 눈을 좋게 여겼다. 홑꺼풀은 단정하고 차분해 보인다. 이런 성격은 유교의 선비들이 추구하는 것이기도 했다. 관상학에서도 홑꺼풀이 있는 눈을 격이 높다고 여긴다.

그러나 요즘은 서양의 미를 많이 따라가기 때문에 홑꺼풀을 쌍꺼풀로 만드는 수술을 많이 한다. 쌍꺼풀이 있는 사람의 눈은 몽고주름이 없으므로 눈이 많이 드러나면서 눈동자가 동그랗게 커 보인다. 이를 따라 하기 위해 두툼한 눈꺼풀의 지방을 없애기도 하고 눈을 작아 보이게 하는 몽고주름을 절개하기도 한다.

개인적으로는 쌍꺼풀 수술을 한 눈이 아름답다고 생각하지는 않는다. 전체적인 인종적 특성이 부딪치기 때문에 어색한 경우가 많다. 홑꺼풀은 북방계 몽골족의 특징인데, 북방계 몽골족은 이목구비가 전반적으로 남다르다. 다른 특징들이 모두 전형적인 북방계인 사람이 눈꺼풀만 쌍꺼풀로 바뀌면 다른 조합들과 이질적으로 부딪칠 수밖에 없다.

요즘에는 전 세계에 한류 열풍이 강하게 불면서 한국에 대한 인식이 바뀌고 있다. 아울러 우리나라의 연예인들이 가까운 아시아를 비롯해 세계 각국에서 많은 인기를 얻고 있다. 그들은 연예활동과 더불어 한국의 문화를 알리는 데도 큰 역할을 하고 있다. 그런데 한국의 역사를 전하는 사극에서 쌍꺼풀 수술을 한 배우들이 등장한다면 모순이 아닐까?

요즘에는 매체가 발달하면서 세계적으로 소통이 활발해지고 있다. 그러다 보니 미의 경계도 사라지고 있다. 어떻게 보면 전 세계적으로 접하는 얼굴이 비슷해지고 있는 것이다. 지금 같은 때에는 오히려 각자의 정체성과 고유성을 잘 지키는 것이 강한 매력을 느끼게 한다. 싸이가 서구적인 미남이었다면 지금처럼 인기를 끌었을까?

과거 우리는 매체를 통해 서구의 문화를 접하면서 미적인 기준도 받아들였다. 반대로 이제는 한국의 얼굴을 알리고 있다. 한국의 얼굴이 널리 알려지면서 세계의 미적 기준에도 영향을 미칠 것이다.

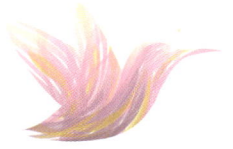

지나친 애교살은
과유불급

인터넷상에서 연예인들의 애교살 제거 사진이 이슈가 된 적이 있다. 원래 사진에 비해 애교살 부분을 없앤 사진은 왠지 밋밋하고 차가워 보인다. 애교살은 눈둘레근이라는 근육이 수축하면서 눈 아랫부분에 볼록하게 튀어나오는 부분을 말한다.

이 눈둘레근은 웃는 표정을 지을 때 수축한다. 그래서 표정을 짓지 않고 가만히 있을 때는 별로 튀어나와 있지 않은 사람도 웃을 때는 이 부분이 볼록하게 강조된다. 이 부위를 관상에서는 누당淚當이라고 부른다. 이 부위가 볼록할수록 건강하고, 정력이 왕성하다고 한다. 더 나아가서 자식 복이 있다고도 한다.

요즘 이 부위를 좀 더 두드러지게 강조하기 위한 시술을 하기도

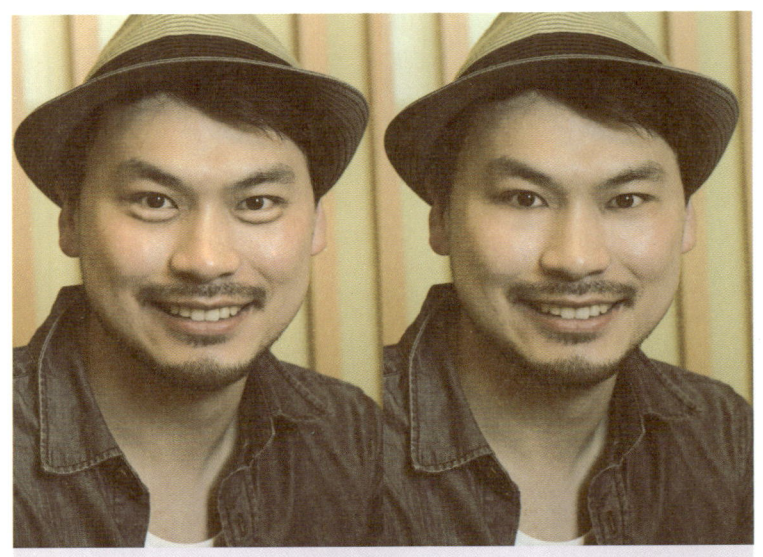

▲ 배우 유일한 씨의 애교살을 과장한 모습(좌)과 애교살을 없앤 모습(우)

한다. 웃을 때 강조가 되는 부위라 시술로서 이 부분을 강조하는 것은 웃는 표정의 얼굴을 흉내 낸다고 볼 수 있다. 웃는 표정을 보면 호감을 느낀다. 이 호감이 미의 기준으로 작용하는 것이다.

대학생 N씨도 눈밑에 살짝 도드라지는 애교살이 매력이었다. 약간 올라간 눈꼬리가 강해 보일 법도 했지만, 눈밑에 애교살이 인상을 부드럽게 해주었다. 눈웃음과 함께 애교살이 도드라지면서 눈매가 반달형으로 되는 것이 많은 사람에게 호감을 주었다.

몇 달 뒤 그를 다시 만났을 때, 그의 눈밑에 변화가 생겼다. 매력

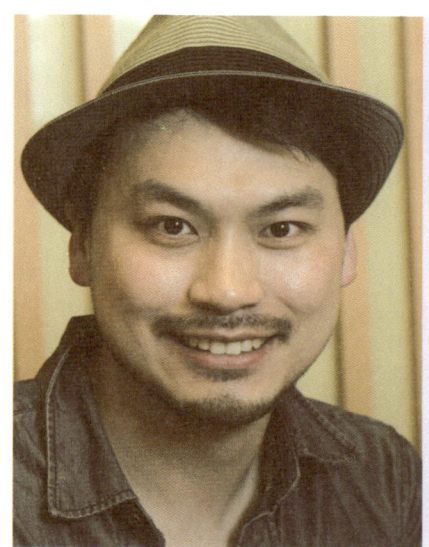

◀ 배우 유일한 씨의 원래 모습

포인트였던 애교살이 아주 두터워진 것이었다. 심지어는 약간 푸르스름하게 뭔가가 비쳐 보였다. 이야기인즉슨 애교살을 더 도톰하게 하고 싶어서 필러시술을 받았는데, 하다 보니 욕심이 생겨서 '조금만 더' 하다가 두터워졌다는 것이었다. 시술 부위만 보면 만족스러웠는데, 전체적으로 보면 위화감이 느껴져서 이제는 고민거리가 되었다고 한다.

요즘 방송에서도 애교살이 두터워진 연예인들이 간간이 눈에 띈다. 자연스럽게 있으면 눈을 강조해서 더 커 보이게 하는데, 두께가 두꺼워지면서 오히려 눈이 작아 보인다. 그뿐 아니라 정상치 이상의 두께는 마치 애벌레가 있는 것 같은 착시 현상을 준다. 눈밑에 있는 근육이 수축되면서 튀어나오는 것보다 더 볼록하고 경계가 뚜렷하면 인조적인 느낌을 준다.

보통 많이 쓰는 히알루론산 필러는 투명하다. 이렇게 투명한 물질을 피부에 얕게 주입하면 푸르스름하게 비쳐 보일 수 있다. 이를 틴들 현상이라고 한다. 눈밑의 피부는 다른 부위보다 얇은 편이라 이 부분에 얕게 필러를 주입하면 이 틴들 현상이 잘 생길 수 있다.

애교살을 두텁게 하는 것은 웃는 표정에서 생기는 얼굴의 변화를 강조하는 것이다. 결국 호감형 인상이 되기 위한 것이다. 그러나 이를 과하게 추구하다 보면 정상치 이상으로 시술을 하게 되고, 결국에는 인공적인 느낌을 주게 된다. 인공적인 느낌은 호감보다는 비호감에 가깝다. 호감형 인상이 되기 위해 시술했는데 비호감형이 되는 것이다.

N씨는 결국 주입했던 필러를 녹이는 시술을 받았다. 시술 후 원래의 자연스럽고 생기 있는 눈매로 돌아갔다. 과유불급의 의미를 다시 한 번 새기는 계기가 되었다.

양악수술한 소프라노 성악가는 어떻게 되었을까?

소프라노 N씨는 시원한 음색으로 유명했다. 탁월한 벨칸토 창법으로 오페라의 주연으로 자주 발탁되기도 했다. 공연을 하면서 대중 앞에 서는 일이 잦다 보니 성형수술을 고려하게 되었다. 약간 돌출된 광대와 하관이 콤플렉스였던 그는 좀 더 나은 외모를 위해 고민하던 끝에 양악수술과 안면윤곽수술을 받았다.

수술 후에 생각보다 더딘 회복기간으로 인해 수술 후 6개월간은 노래를 할 수 없었다. 6개월여가 지나 겨우 발성연습을 하기 시작했다. 그런데 그는 이전과는 다른 어색함을 느꼈다. 차이가 없을 것으로 여겨졌던 발음이 아주 약간 부정확해졌다.

일상생활에는 지장이 없지만, 다양한 언어로 노래를 불러야 하는 그에게는 상당한 장애로 느껴졌다. 그리고 트레이드 마크였던 시원하고 청량한 음색이 바뀌고 공명이 약해져서 기존에 소화하던 곡을 소화하지 못하게 되었다. 더 나은 비상을 꿈꾸며 시도한 성형수술로 인해 깊은 슬럼프에 빠지게 되었다.

성형수술을 한다고 해서 목소리가 과연 바뀔까? 확률적으로는 매우 낮은 일이라고 한다. 그런데 그것이 실제로 일어났다.

필자는 여행을 좋아한다. 대학 시절에는 방학 때마다 배낭여행을 다니기도 했다. 그런데 여러 나라를 다니다 보면 재미있는 경험을 하게 된다. 나라별로, 인종별로 목소리가 조금씩 다르고 발음도 다르다는 것이다.

유럽에서는 오스트리아나 네덜란드 등 북쪽으로 갈수록 톤이 높고 속삭이는 느낌이고, 이탈리아나 스페인 등지에서는 톤이 낮고 목소리가 울리는 느낌이 든다. 가까운 일본도 오사카나 후쿠오카 지역에서는 관동 지역에 비해 뭔가 목소리 톤이 낮고 우렁찬 느낌이다.

이렇게 목소리가 다른 것은 왜일까? 여러 가지 이유가 있겠지만, 얼굴 모양에 따라서도 목소리의 색깔이 달라질 수 있다.

폐에서 나온 공기가 성대를 거치면서 소리로 바뀐다. 성대에서 나온 소리는 구강에서 울리면서 공명한다. 남방계는 하악이 작은 편이지만 치아가 작고 입천장이 길어 구강에서 소리가 많이 울린다. 판소리나 이탈리아 가곡에서 이런 소리를 많이 낸다. 성악의 창법인 마스께라는 입천장의 딱딱한 부분인 경구개에서 진동을 하면서 공명을 하며 노래한다.

구강 대신에 비강을 많이 이용해서 소리를 내면 비음이 많이 섞이게 된다. 주로 코가 길고 높은 사람들이 이런 소리를 잘 낸다. 이런 모습은 주로 북방계에서 나타나는 특징이다. 그래서인지 스위스의 요들송, 독일의 리트, 우리의 서도민요 등이 비음이 섞인 음을 많이 낸다.

이처럼 얼굴형에 따라 목소리에도 차이가 난다. 주변 사람들의 목소리를 들어보자. 얼굴이 비슷하면 목소리도 대체로 비슷한 것을 알 수 있다(얼굴 이외에도 다른 요소들이 있기 때문에 100%라고 할 수는 없다). 그렇다면 얼굴형이 바뀐다면 목소리도 바뀔 것이다.

안면윤곽수술이나 양악수술을 하게 되면 목소리가 바뀔 수 있다. 양악수술을 하게 되면 구강의 구조와 부피가 변한다. 입속 공간은 밀려들어 온 턱뼈와 혀 때문에 좁아지게 된다. 그리고 공기가 드나드는 인두 부분도 좁아진다. 소리가 덜 울리면서 목소리의 톤이 바뀔 수 있다. 결국 음색이 바뀌게 되고, 발음에도 차이가 생긴다.

안면윤곽수술을 하게 되면 소리를 울리는 통 역할을 하는 골격이 줄어든다. 골격이 줄어들면서 소리가 덜 울리게 된다. 연주하는 악기를 상상해보자. 기타나 바이올린에서 소리를 울리는 몸체 부분이 작고 얇아진다면 당연히 소리도 달라질 것이다.

    원래 양악수술은 부정교합이 심한 사람들을 대상으로 이루어진 수술이다. 부정교합으로 인해 발음에 지장이 있었던 사람들은 수술로 발음을 교정할 수도 있다. 반면 정상적인 사람이 단순히 미용 목적으로 하기에는 큰 부담이 있을 수 있다. 의학적인 부작용뿐 아니라 타고난 목소리가 바뀔 수도 있다는 점을 알아야 할 것이다.

볼록한 이마는
과연 정답일까?

이제 갓 대학생이 된 H양은 성형에 관심이 많았다. 자신의 얼굴을 아름답게 고치겠다는 일념을 가지고, 나름대로 인터넷을 검색하고, 이런저런 자료로 연구를 했다. 그러다가 처음으로 용기를 내서 받은 성형시술은 이마를 지방으로 볼록하게 채우는 것이었다.

볼록한 이마를 아름답게 여기는 것은 요즘만의 일은 아니다. 대체로 동서고금을 통틀어 잘 발달한 이마는 미의 기준 중 하나다. 이는 볼록한 이마가 동물과 다른 사람만의 특징이기 때문이다. 관상학에서는 '간을 엎어놓은 듯이 도톰하다'고 표현한다. 약간 둥글게 튀어나오고, 넓을수록 좋게 보는 것이다. 반대로 편평하지 못하고, 이마에 함몰된 부분이 있는 것을 좋지 않게 여긴다.

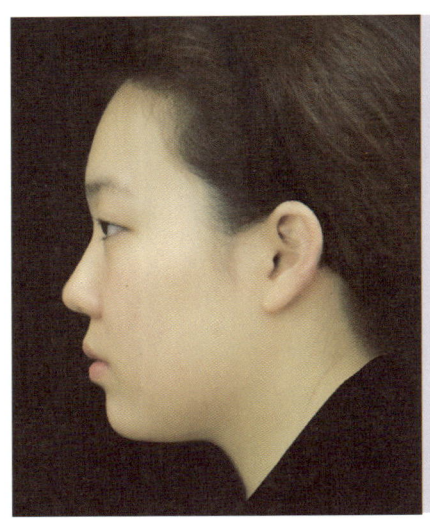

▲ 한국인 여성 3인을 합성한 평균 옆 모습. 이마에서는 눈썹 부분이 가장 튀어나왔다.

이마는 전두골이라는 뼈로 구성되어 있다. 이마에서 측두선 부분이 이마 옆면의 경계가 된다. 남자가 여자보다 그 폭이 넓고, 서양인이 동양인보다 넓은 편이다. 이마 모양을 볼록하게 하면서 남성의 얼굴이 여성적으로 보이는 경우가 있다. 가운데가 동그랗게 나오면서 이마폭이 좁아 보이게 된 것이다. 이마폭이 좁고 동그란 이마는 여성 얼굴의 특징이기 때문이다.

미간과 눈썹에 걸쳐 두드러진 부위가 이른바 '미궁'이다. 옆에서 봤을 때 가장 앞으로 돌출되어 있는 부위다. 관상학에서는 중정골이라 하여 관운을 점치기도 한다. 미궁이 두드러지게 나오면 성숙하고 강한 인상을 받는다. 이 부위가 많이 나와 굴곡이 심할수록 남성적이고, 굴곡이 적고 부드러울수록 여성적이다. 그래서 이 부위가 튀어나온 여성들이 인상을 부드럽게 하려고 굴곡을 채우는 시술을 받기도 한다.

이마를 볼록하게 하는 시술은 잘 어울리고 자연스럽게 된다면 인상이 부드러워지고 여성스러워지는 장점이 있다. 하지만 뭐든지 지나치면 안 좋은 법이다. 이마에서는 미궁 부위가 가장 앞으로 튀어나와 있다.

그런데 이마를 볼록하게 하려는 욕심이 지나치면 볼륨이 전체

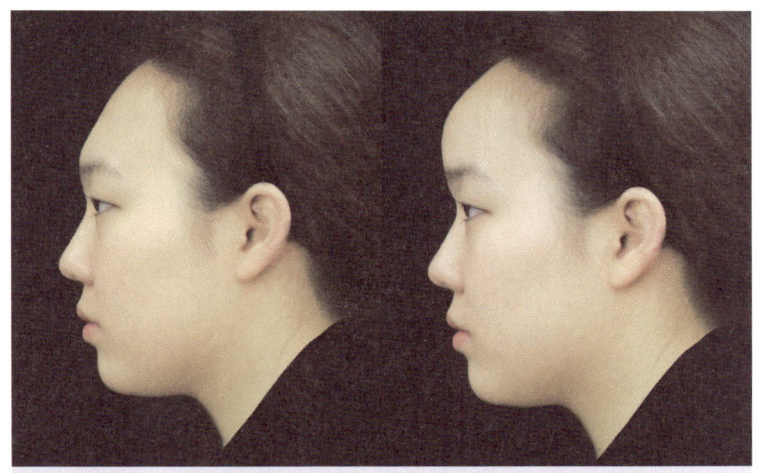

▲ 합성얼굴의 이마를 약간 높힌 상태에서 가상성형 전후. 이마 위쪽이 볼록하게 나오면서 상대적으로 눈썹과 눈 부분이 움푹 들어가 보이고, 코와 턱이 낮아 보인다.

적으로 위로 쏠리게 된다. 그러다 보면 미궁의 윗부분이 앞으로 튀어나온다. 이렇게 되면 상대적으로 눈과 눈썹이 더 함몰되어 보인다. 그리고 이마가 튀어나오면서 코가 낮아 보이기도 하고, 턱이 들어가 보이기도 한다.

H양도 이마 시술 후 그런 느낌을 받았다. 그 이후 그녀는 볼록해진 이마 때문에 낮아 보이는 코를 높였다. 그러고 나니 턱이 들어가 보여서 보형물을 삽입해 균형을 맞추려고 했다. 더 이상의 자세한 설명은 생략한다.

전체는 부분의 합 이상이다. 부분이 조금 바뀌면서 전체적인 느낌과 인상은 많이 달라질 수 있다. 그 변화가 타고난 조화를 깨뜨린다면 그 느낌과 인상이 자연스러움보다는 인위적인 것으로 여겨질 것이다.

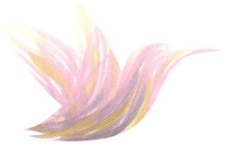

콧구멍 작아지려고
조화를 해친다면?

　　　　　　　　　　코끝이 뭉툭하고, 콧볼이 넓으면 재복이 있다고 한다. 그래서 흔히 '복코'라고 부른다. 한국인 중에서는 북방계보다 남방계 얼굴형에서 콧볼이 더 넓다. 북방계는 차가운 공기를 호흡하면서 따뜻하게 데우기 위해 콧구멍이 좁고 작다. 반면 남방계는 그럴 필요가 없고, 더운 기후에서 열을 많이 발산하다 보니 콧구멍이 넓다는 것이 정설이다. 이는 유럽 인종과 아프리카 인종의 차이와도 유사하다.

　콧구멍이 크면 그만큼 양 콧볼의 폭도 넓을 수밖에 없다. 콧볼의 폭이 좁으면 단정하고 차분한 느낌이 있고, 콧볼이 넓으면 활발해 보인다. 그런데 콧볼이 넓을수록 투박해 보인다고 여기기도 한다. 특히 서양에서는 양 콧볼의 폭이 눈과 눈 사이 거리와 같은 것을 미의 기준으로 여긴다. 하지만 백인을 제외한 기타 인종은 대부분 그 기준보다는 넓은 것이 보통이다.

콧구멍을 줄이고 콧볼이 좁아 보이기 위해 콧볼을 절개하는 수술을 하기도 한다. 콧볼과 얼굴면 사이의 경계 부위를 절개하고 일부를 잘라낸 뒤에 봉합하는 수술이다. 숙련된 전문가에 의한 수술은 큰 문제가 없으나 간혹 수술 후 어색해 보이는 현상이 생긴다.

콧볼은 코기둥을 중심으로 양쪽에 둥그렇게 연결되어 있다. 고

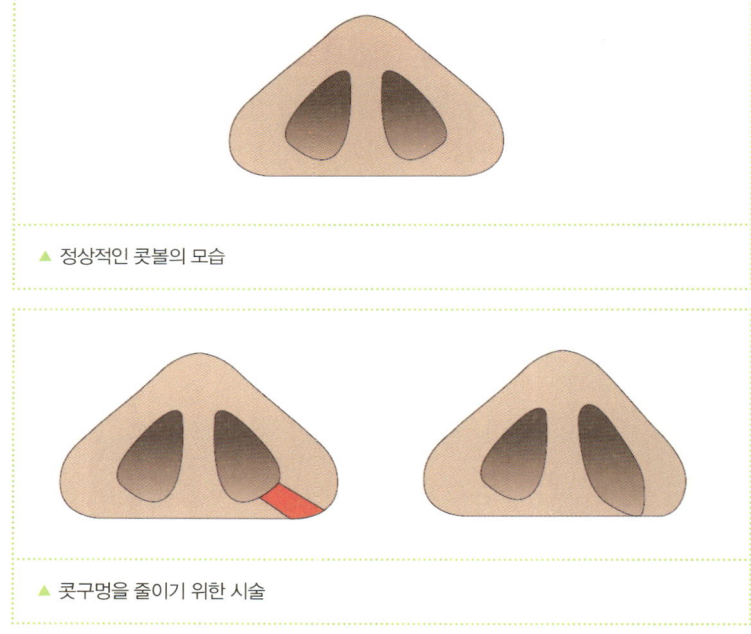

▲ 정상적인 콧볼의 모습

▲ 콧구멍을 줄이기 위한 시술

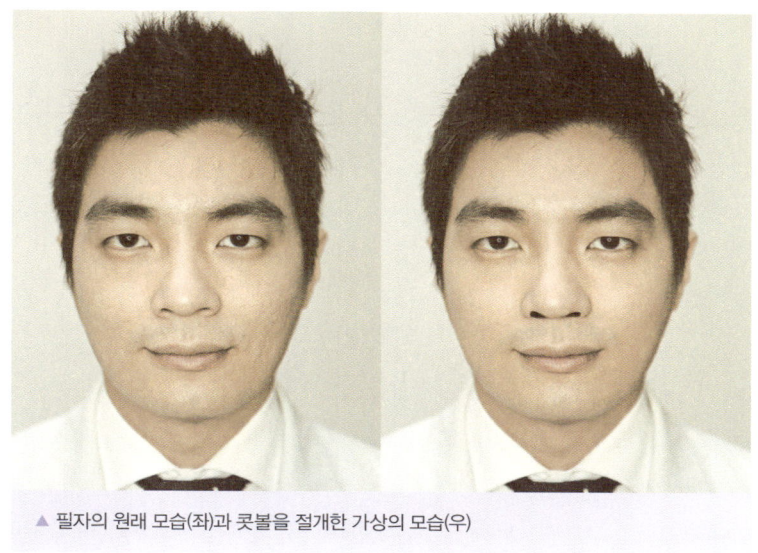

▲ 필자의 원래 모습(좌)과 콧볼을 절개한 가상의 모습(우)

개를 들고 올려 본다면 코끝이 가장 위에 있고, 콧구멍의 가장자리와 아랫부분을 콧볼이 감싸고, 가운데에는 코기둥이 있다.

그런데 콧볼을 줄이는 수술을 하고 나서 콧구멍의 아랫부분, 즉 얼굴 쪽을 감싸는 콧볼 부분이 없이 바로 붙어 있는 경우를 발견한다. 사실 자세히 보아야 눈에 띄지만, 아주 미묘하게 어색한 느낌을 준다.

콧볼을 줄이면서 콧볼의 바닥면을 같이 절개하게 되면 이런 현상이 생긴다. 물론 콧구멍과 콧볼을 줄이려는 원래의 목적은 달성하겠지만, 결과적으로 원래 얼굴의 자연스러움을 해치게 되는 것이다.

팔자주름 없애면
무조건 동안이 될까?

한때 '귀족수술'이라는 수술이 유행한 적이 있다. 이는 콧볼 옆에 볼살과의 경계가 되는 파인 부위, 흔히 '팔자주름'이라고 부르는 곳에 보형물을 집어넣어서 채우는 것이다. 보형물 대신 필러나 지방을 주입하여 채우기도 한다. 이 부분을 채우면 주름이 옅어져서 어려 보일 것이라는 기대감을 가지기 때문이다.

중년의 주부 M씨도 그런 기대감을 가지고 그 부위를 채우는 시술을 받았다. 팔자주름은 없어졌는데, 예뻐졌다는 느낌은 받지 못했다. 게다가 자신의 딸에게도 팔자주름이 있는 모습을 보고 혼란을 느꼈다.

성형시술 후에도 체감하는 나이는 어려지지 않는 경우가 많다.

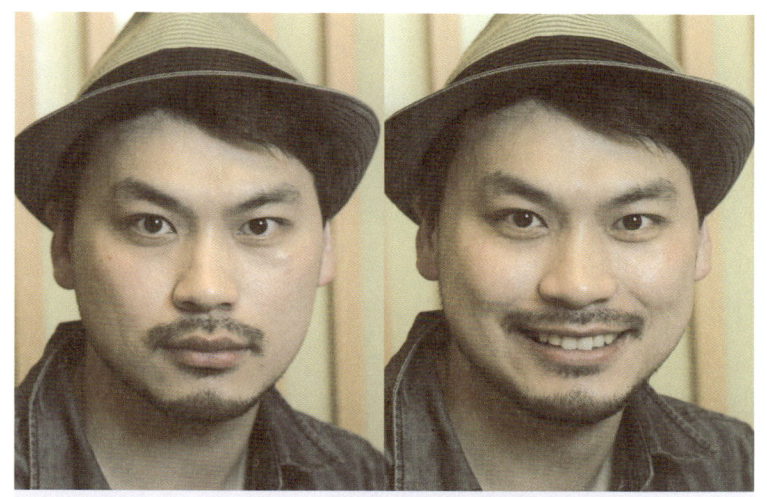

▲ 배우 유일한 씨의 무표정한 모습(좌)과 웃는 모습(우). 웃을 때 팔자주름이 생기는 것을 볼 수 있다.

팔자주름을 없앤다고 해서 어려 보인다면 어린이들은 팔자주름이 없을 것이다. 팔자주름을 채우면 어려 보일 것이라 생각했던 기대와는 달리 나이와 무관하게 팔자주름이 생길 수 있다는 사실을 알게 될 것이다. 그렇다면 왜들 그리 팔자주름에 집착하는 것일까?

팔자주름이 어떻게 형성되는지 한번 알아보자. 팔자주름은 콧볼 양옆에서 입술 양옆으로 내려가는 부분이다. 의학용어는 비순구로서, 코와 입으로 흐르는 고랑이라는 뜻이다. 얼굴뼈에서 광대뼈 부위와 상악의 돌출부 사이에 굴곡이 진 부위다. 이 부위는 표

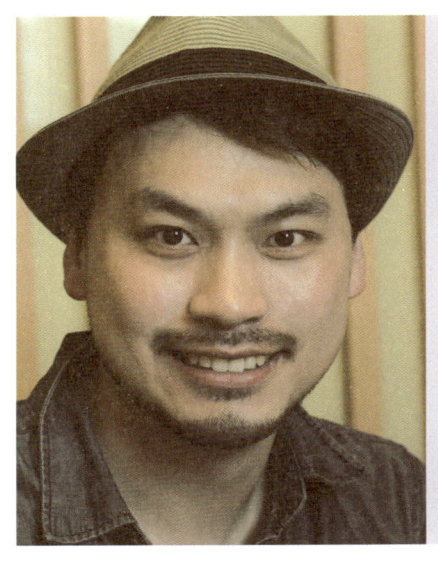

◀ 배우 유일한 씨의 웃는 모습에서 팔자주름을 포토샵으로 제거한 모습. 어색함을 느낄 수 있다.

정을 지을 때, 표정근육들이 입술을 위로 당길 때 지방층이 모이면서 더 뚜렷해 보인다.

웃을 때처럼 입술 양 끝을 올릴 때는 광대 부위의 지방층과 피부가 위로 올라간다. 이때 경계가 되는 부위인 팔자주름 위로 근육과 지방층이 모이면서 굴곡이 두드러지게 된다. 반대로 슬플 때나 역겨움을 느낄 때는 입술 주변 근육들이 긴장되면서 양 끝이 내려간다. 이런 때에는 팔자주름이 연장되어 아래쪽으로 더 길어지게 된다.

누구나 표정을 지을 때 팔자주름이 생길 수 있다. 어린 아기에게서도 팔자주름을 볼 수 있다. 웃거나 말을 할 때 당연히 생길 수 있는 것이다. 그런데 왜 팔자주름이 노화의 상징이 되었을까? 팔자주름 자체가 노화의 현상은 아니다. 다만 노화와 더불어 일어나는 여러 가지 변화가 팔자주름을 강조한다.

이런 인과관계를 고려하지 않고 눈에 보이는 현상에만 집착하는 것이다. 그러다 보니 팔자주름만 채우면 어려 보일 것이라는 생각을 하게 된다. 팔자주름 자체가 노화의 상징이라기보다 팔자주름 주변에 노화로 말미암은 변화가 두드러지게 나타나서 관심을 많이 받는 것이다. M씨가 느낀 변화도 바로 그런 것이다. 팔자주름 자체가 아니라 그 주변에 일어난 변화 때문에 팔자주름이 문제인 것처럼 느낀 것이다.

관상에서는 이 팔자주름을 법령이라고 하여 수명과 인복을 나타낸다고 한다. 그래서 이 부위가 뚜렷할수록 사교성이 좋으며 사회적 지위가 높다고 본다. 그래서 이 부위가 너무 얕거나 없는 것을 좋지 않게 여긴다. 요즘의 일반적인 인식과는 다르지 않은가? 팔자주름이 고민이라면 관상의 의미를 한번 생각해보자.

Chapter 04

아름다움을 만드는
세 번째 절대요소:
매력

눈썹이 인상을
좌우한다

대학 신입생인 P군이 조심스럽게 상담을 요청한 적이 있었다. 남자다운 인상인 P군은 다소 거칠어 보이는 외모가 걱정이었다. 사람들이 쉽게 말을 걸지 못하고 어렵게 대하는 일이 잦아서 사람들과 쉽게 친해지지 못한다는 것이었다.

P군의 얼굴에서 유달리 짙고 끝이 올라간 눈썹을 보니 인상에 관한 한 연구가 떠올랐다. 프린스턴대학에서는 신뢰 가는 얼굴의 모양과 신뢰 가지 않는 얼굴의 모양을 비교해서 발표한 적이 있다.

그 얼굴들의 가장 큰 차이는 눈썹의 모양이었다. 팔자 모양으로 양 끝이 처진 눈썹은 좀 더 신뢰할 수 있다고 여기고, 반대로 양 끝이 올라간 눈썹은 좀 더 신뢰 가지 않는다고 본다. 이 연구가 아니

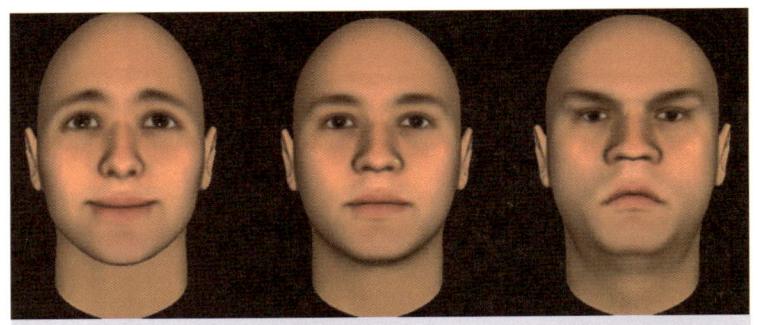

▲ 좌측은 신뢰감 있는 얼굴형의 예시. 우측은 신뢰감 적은 얼굴형의 예시
ⓒ Alexander Todorov, et al

라도 눈썹 모양만 가지고도 그 사람의 성향을 어느 정도 파악할 수 있다. 우리가 짓는 다양한 표정에서 가장 변화가 심한 부분이 눈썹이기 때문이다.

예전에 눈썹을 보면서 이런 생각을 했었다. 인간이 진화하면서 머리카락과 수염을 제외하면 얼굴의 털은 거의 없어졌는데, 눈썹만은 왜 남아 있을까? 눈썹은 왜 면도를 하지 않을까? 눈썹의 역할은 도대체 무엇일까?

시간이 흘러 그 의문은 해결되었다. 이마에서 흐르는 땀, 빗물 등으로부터 눈을 보호하는 기능을 하고 있다는 것이다. 그럼 만약 눈썹이 없다면? 헬스클럽에서 열심히 운동할 때 이마에서 흐르는 땀은 모두 눈으로 흘러들어 갈 것이다. 깜빡 잊고 우산을 안 챙겨 나왔을 때 비가 온다면 눈으로 흘러들어 가는 빗물 때문에 괴로울 것이다. 땀도 안 흘리고, 비도 안 맞게 실내에서 조용히 산다면 눈썹은 사라질까?

그렇지는 않을 것 같다. 위에서 언급한 연구처럼 눈썹이 가진 중요한 기능 중 하나는 감정을 표현하는 것이다. 눈썹은 분노, 놀람, 즐거움, 두려움, 무력함, 주목, 기타 우리가 즉시 알아차릴 수 있는 수많은 메시지를 전달하는 데 도움을 준다. 사실 눈썹이 없다면 많은 표정이 거의 비슷해 보인다.

멀리서 반가운 사람을 만날 때, 우리는 눈썹을 잠깐 올렸다가 내린다. 순간적으로 놀랍고 기쁜 감정을 전달한다.

눈썹을 찌푸리는 표정은 난감하거나 집중할 때 볼 수 있다. 이때 작용하는 표정근육인 추미근을 '곤경의 근육'이라고도 한다. 이때

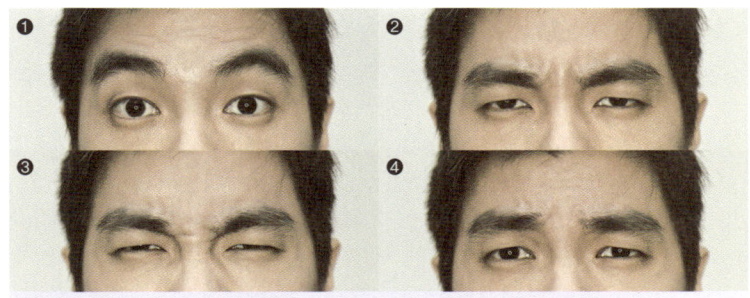

▲ ❶ 눈썹 전체를 올리는 표정. 주로 반갑거나 놀랄 때 이런 표정을 짓는다.
❷ 눈썹을 가운데로 모아 찌푸리는 표정. 주로 집중하거나 고민할 때 이런 표정을 짓는다.
❸ 눈썹을 모으고 아래로 내리는 표정. 주로 화를 낼 때 이런 표정을 짓는다.
❹ 눈썹 안쪽 절반은 위로 올라가고 가장자리는 아래로 처지는 슬픈 표정

미간에 세로로 주름이 진다.

　화를 낼 때는 눈썹을 찌푸리면서 눈 주변이 같이 움직이면서 좀 더 강렬한 표정을 만든다. 거울을 보면서 이런 표정을 만들어보면 긴장이 되고 심박이 빨라지는 느낌이 들 것이다.

　슬플 때는 좀 더 복합적인 표정을 짓는다. 눈썹 안쪽 절반은 위로 올라가면서 가장자리는 아래로 처진다. 거울을 보면서 이런 표정을 만들어보면 뭔가 눈꺼풀이 무거워지면서 가라앉는 느낌이 들 것이다.

　인간은 감정을 느낄 때 표정을 짓는다. 그래서 얼굴 생김새가 어떤 표정과 비슷하다면 그런 감정상태라고 미루어 짐작한다. P군을 사람들이 어려워한 것도 그 때문이었다. 눈썹 양쪽 끝이 올라가서 마치 화난 것처럼 보인 것이다.

　눈썹 모양을 보면 표정의 변화와 더불어 인체의 긴장상태도 짐작할 수 있다. 이완을 담당하는 부교감신경이 작용하면 눈썹꼬리가 내려가고, 긴장을 담당하는 교감신경이 작용하는 눈썹꼬리가 올라간다. 감정상태와 인체의 생리적 변화가 더불어 표현된다.

　교감신경계는 직면한 위험에 대처하며 즉각적으로 해결하는 데 필요한 신체의 반응을 유도하는 운동 및 반사 운동 시스템이다. 반면 부교감신경계는 휴식, 소화 및 신진대사 등을 담당한다. 모든 과정이 마찰과 무리 없이 기능할 수 있도록 이 두 신경계는 함께 작용한다. 사람에 따라, 혹은 외부환경에 따라 둘 중 한 신경계가 우세를 차지하면서 교감신경형 혹은 부교감신경형의 전형적인 반응 양상을 띠게 된다.

관상에서 눈썹을 보면서 그 사람의 성격을 짐작하는 것도 그 근거를 이렇게 찾아볼 수 있다. 관상에서는 눈썹의 형태에 따라 그 사람의 성격 혹은 성향을 나눈다. 눈썹꼬리가 올라가면 양적이고 강한 성격을 지녔다고 보며, 눈썹꼬리가 내려가면 음적이고 부드러운 성격을 지녔다고 본다. 눈썹 모양을 보고 표정과 긴장상태를 추측하는 것이다.

쌍둥이가 있는데, 시간이 흘러서 봤을 때 한 명은 눈썹꼬리가 올라가 있고, 다른 한 명은 눈썹꼬리가 내려가 있다고 생각해보자. 그렇다면 이들이 어떤 표정을 많이 지었는지, 어떤 기분을 주로 느꼈는지 알 수 있을 것이다. 그럼 현재의 성향 역시 짐작할 수 있다.

눈썹 끝이 올라간 P군은 얼굴에서 보이는 것처럼 교감신경이 발달해서인지 역동적인 성격이었다. 적극적인 성격으로 리더십과 추진력이 강했다. 그가 우려하는 단점(화난 인상)에는 이면의 장점이 있었다.

기왕이면 본인의 개성은 유지하되, 좀 더 호감 가는 표정을 지을 수 있도록 조언을 해주었다. 눈썹을 찡그리면 더 화가 나 보일 수 있으니 눈썹 전체를 위로 들어 올리는 표정을 계속 지을 것을 권했다. 그런 표정을 보면서 상대방이 자신을 반갑게 맞이한다고 여길 수 있도록 말이다.

그러던 어느 날, P군이 싱글벙글하며 필자를 찾아왔다. 인상 때문에 걱정했었는데, 표정훈련을 하면서부터 자신을 어려워하던 사람들과 친해졌다는 것이다. 그리고 타고난 추진력을 살려서 과대표로 리더십을 발휘한다고 했다. 표정은 감정을 바꾸고, 감정이 바뀌면 뇌가 달라진다.

인상 때문에 걱정이라면 거울을 보고 사람을 반갑게 맞이하는 표정을 계속 지어보자. 눈썹 전체를 위로 들어 올리면서 복을 맞이한다고 생각하자. 모든 것을 반갑게 맞이하면 성공도 저절로 따라올 것이다.

미소는 세계 최고의 성형이다

우리는 표정으로 의사소통을 한다. 표정을 통해 감정을 드러낸다. 기분이 좋을 때는 미소를 짓는다. 그래서 우리는 미소를 보기 좋아한다. 환한 미소는 호감의 표현이기도 하다. 데일 카네기는 미소는 친구를 얻고 사람들에게 영향을 미칠 수 있다고 말하기도 했다.

수많은 연구에 따르면 미소 짓는 사람이 미소 짓지 않는 사람보다 더 유쾌하고, 더 사교적이며, 더 매력적이고, 더 유능하며, 더 정직하다는 평가를 받는다고 한다. 심지어 미소 짓는 사람이 같은 죄를 지어도 더 가벼운 형량을 선고받는다고 한다. 이를 '미소-관용 효과'라고 부른다.

입술로 미소를 표현하는 방법도 여러 가지가 있다. 대부분 입꼬

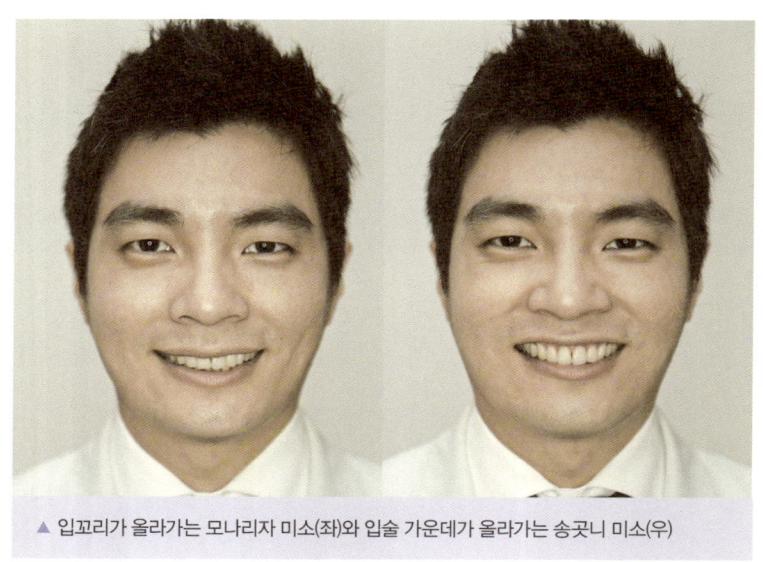

▲ 입꼬리가 올라가는 모나리자 미소(좌)와 입술 가운데가 올라가는 송곳니 미소(우)

리가 바깥쪽 위로 올라가는 미소가 가장 일반적이다. 일명 '모나리자 미소'라고도 불린다. 대부분의 사람이 호감을 느끼고 표현하는 표정이다.

반면 입꼬리가 먼저 올라가지 않고 윗입술 전체가 비슷하게 올라가는 미소가 있다. 일명 '송곳니 미소'라고 불린다. 윗입술 전체가 올라가면서 송곳니가 두드러지게 보여 이런 명칭이 생겼다. 윗입술이 많이 올라가면 잇몸이 많이 보이기도 한다.

웃는 표정을 많이 연습한 사람들은 윗니와 아랫니를 모두 보이도록 미소를 짓기도 한다. 이 표정은 위아래 치열을 드러내면서 자

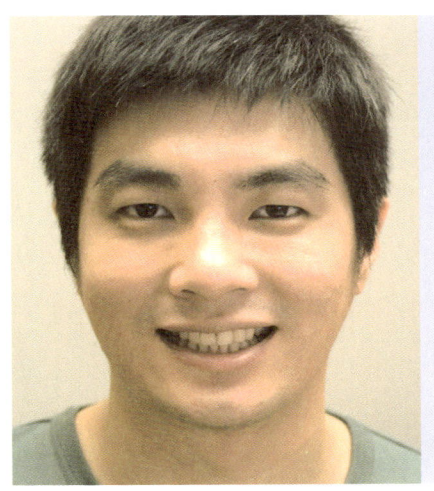

◀ 위아래 치아가 보이는 미소

신의 존재감을 강하게 드러낸다. 자연스럽게 생기는 표정은 아니고 정치가나 연예인들이 강한 확신과 자신감을 드러내기 위해 연습하는 표정이다.

같은 감정을 표현하는데 왜 이런 차이가 생길까? 미소를 짓는 데 관여하는 표정근육들의 발달 정도나 구조가 사람마다 미세한 차이가 있어서다. 대관골근이라는 근육이 크게 관여하면 모나리자 미소가 생기고, 윗입술올림근이 크게 관여하면 송곳니 미소가 생긴다.

표정의 차이는 보는 사람 입장에서 조금씩 다른 느낌으로 다가온다. 모나리자 미소는 자연스러운 호감으로 느껴지는 반면, 송곳니 미소는 약간 그렇지가 않다. 잇몸이 많이 노출되면 거부감을 느끼기도 한다.

다른 동물들의 모습을 보면 그 이유를 알 수 있다. 동물들, 특히 육식동물들에게서 송곳니는 가장 강력한 무기다. 윗입술을 들어 올려 이 송곳니를 내보이는 것은 위협의 표현이다. 위협을 느끼면 불안감을 가지게 된다. 상대방과 적대적인 관계라고 인식하게 된다. 이런 감정표현의 기억이 뇌리에 남아 있어서 송곳니 미소를 보게 되면 호감의 표현이라고 인식하면서도 불편한 느낌이 조금 있을 수 있다.

웃을 때 입꼬리를 억지로 아래로 당기는 사람도 있다. 이런 표정은 억지로 웃거나, 웃음을 참고자 할 때 주로 생긴다. 자신의 감정을 숨기거나, 억제할 때 주로 생기는 표정이다. 이런 표정을 대하는 사람 입장에서는 마음이 복잡할 것이다. 가정환경이 엄하거나, 감정표현을 자제하게끔 교육을 받으면 이런 표정이 자주 나온다. 상대방은 감정을 숨긴다고 생각할 수 있다. 자연스러운 표정이 상대방을 편하게 해주고, 나의 감정을 잘 전달할 수 있다.

감정을 참거나 긴장된 상태에 있을 때는 입술 주변 근육들이 긴장되면서 입술이 안으로 말려들어 간다. 턱끝의 근육도 긴장하면서 턱끝에 자글자글하게 주름이 생긴다. 이를 자갈턱이라고 하는데, 평상시에도 턱끝이 이렇다면 그 사람의 성향이 감정을 억제하

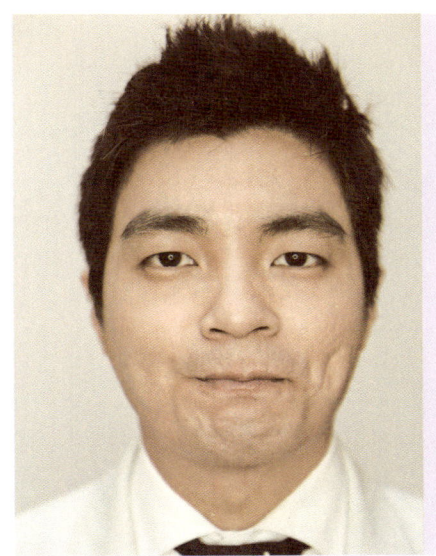

◀ 긴장할 때 보이는 자갈턱

거나 쉽게 긴장한다고 볼 수 있을 것이다.

관상학에서는 입술을 복을 담는 그릇 혹은 물 위에 떠 있는 배로 비유한다. 그릇이나 배는 양 끝이 올라가 가운데가 파여 있다. 그래야만 무언가를 담을 수 있다. 입술을 그릇이나 배라는 이미지로 비유해서 입꼬리가 올라가야 복을 담을 수 있다고 한다.

입술 양끝, 구각에는 볼굴대라는 부위가 있다. 볼굴대는 구각을 지나는 중간 얼굴 근육의 주된 근육 8개가 하나의 지점에서 합쳐진 자리다. 볼굴대의 위치는 사람에 따라서 입꼬리 바로 가쪽에서 위, 아래, 옆까지 다양하다.

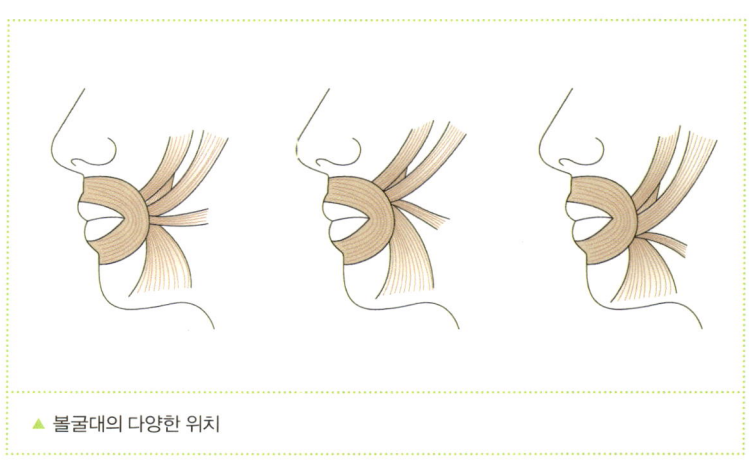
▲ 볼굴대의 다양한 위치

볼굴대의 위치에 따라 웃음의 형태가 조금씩 달라지고, 무표정한 상태에서 입꼬리 위치가 달라진다. 표정이 없을 때는 볼굴대 방향으로 입꼬리가 당겨진다. 볼굴대가 위에 있을수록 입꼬리가 올라가 보이며, 아래에 있을수록 입꼬리가 내려가 보인다. 그래서 가만히 있어도 입술이 웃는 상으로 보이는 사람이 있고, 시무룩하게 보이는 사람이 있다.

연구에 따르면 백인은 볼굴대가 입꼬리보다 위에 위치하고, 흑인은 입꼬리와 같은 위치에 있으며, 일본인과 한국인은 입꼬리보다 아래에 위치하고 있다고 한다. 한국인을 비롯한 동양인은 웃지 않고 가만히 있으면 입꼬리가 내려가 보일 확률이 높다.

한국이나 일본에 온 외국인들이 '한국인, 일본인의 표정은 무거워 보인다'고 하는 것은 그 이유다. 볼굴대가 낮은 부위에 있는 사람은 가만히 있으면 우울해 보일 수 있다. 그리고 시간이 지나면서 입꼬리가 더 내려가기 때문에 자주 웃는 연습을 해서 입꼬리를 올리는 근육들을 활성화시켜야 한다.

나이가 들면 윗입술과 아랫입술이 아래로 처진다. 동시에 표정 근육의 힘도 줄어든다. 그러다 보면 웃을 때 윗니는 윗입술에 덮이고 아랫니만 보이는 미소를 짓게 된다. 이를 일명 '틀니 미소'라고 한다.

자연스럽고 밝은 미소를 평생 유지하려면 노력이 필요하다. 입

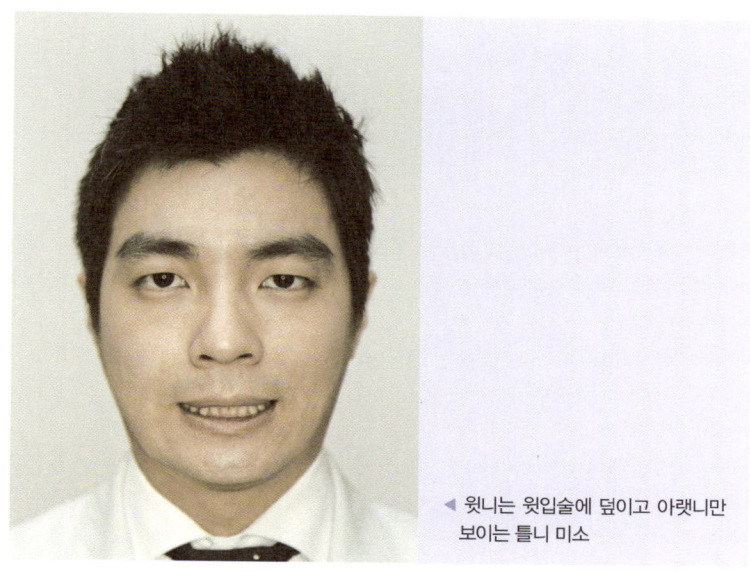

◀ 윗니는 윗입술에 덮이고 아랫니만 보이는 틀니 미소

모양을 통해 다양한 표현을 하도록 표정운동을 해야 한다. 입 주변의 표정근육은 수의근이기 때문에 노력하면 입꼬리를 올릴 수 있다. 웃지 않고 가만히 있으면 나중에는 입꼬리가 처져서 웃어도 웃는 것처럼 보이지 않을 수 있다.

이제 거울을 보고 슬며시 미소를 지어보자. 나의 미소는 어떤가? 자연스럽게 호감을 전달하는가? 만약 잇몸이 많이 보인다거나 입꼬리를 내리는 습관이 있다면 자연스럽게 입꼬리를 올리는 습관이 들게끔 연습을 하자. 어느새 인상이 달라질 것이다. 정 힘들면 간단한 의학적 도움을 빌릴 수도 있다.

자연스럽게 미소가 지어지면 윗니와 아랫니를 동시에 노출하는 표정을 지어보자. 처음에는 얼굴근육에 경련이 일어날 것 같기도 하지만, 시기적절하게 자신의 존재감을 드러낸다면 사람들에게 확신을 심어줄 수 있을 것이다.

남자와 여자의
얼굴 변화

건장한 체격의 남성인 Y씨를 처음 볼 때 약간 당혹감을 느꼈다. 근육질의 몸과는 달리 얼굴은 왠지 여성스러웠기 때문이다. 혹시 남다른 성적 정체성을 가지고 있나 생각하면서 조심스럽게 대화를 이어가다 보니 필자의 생각이 틀렸음을 알 수 있었다.

Y씨는 얼굴에 관심을 가지고 몇 차례의 성형수술을 받은 적이 있었다. 그런데 본인의 의도와는 조금 달리, 성형수술을 받으면서 여성의 얼굴에 가깝게 바뀐 것이다. 아무래도 성형을 하는 환자들이 대부분 여성이다 보니 의사들은 여성을 미의 기준으로 삼는다. 여성의 미에 익숙한 의사가 Y씨의 얼굴을 평소에 하던 대로 아름다운 여성의 눈과 코를 생각하며 수술한 것이다.

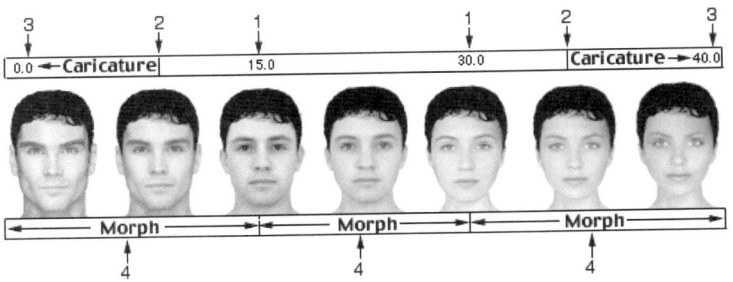

▲ 좌측으로 갈수록 남성성이 강한 얼굴, 우측으로 갈수록 여성성이 강한 얼굴이다.
ⓒ Victor S. Johnston et al

우리는 얼굴만 보고도 이성인지 동성인지를 금방 알아챈다. 남성과 여성의 외모가 다르게 발달해서 얼굴을 보고 상대방의 성적 매력을 느끼게끔 된 것이다. 한 실험에서 연구원들은 여성들과 깨끗이 면도한 남성들의 사진을 실험에 참여한 사람들에게 보여주었다. 사진 속의 사람들은 모두 머리카락을 가렸다. 실험에 참여한 사람들은 96%의 정확도로 사진 속의 얼굴이 남성인지 여성인지를 구별해냈다.

태어날 때는 남녀의 얼굴 차이가 거의 없을 정도로 적지만, 사춘기에 접어들면서 남성과 여성의 얼굴은 달라진다. 특히 가임기간 동안 남녀의 얼굴 차이가 심해진다. 그리고 나이가 많이 들면 남녀의 얼굴은 다시 비슷해진다.

남성과 여성의 차이는 성장기 때 변화를 보면 알 수 있다. 사춘기 이전까지 여성과 남성의 얼굴은 거의 차이가 없으나, 2차 성징을 거치면서 갑자기 달라지기 시작한다.

남성은 남성호르몬인 테스토스테론의 영향으로 골격이 두드러진다. 턱은 강해지고, 광대뼈는 두드러진다. 이마뼈 역시 두꺼워지고, 윤곽이 각지게 발달한다. 눈썹뼈가 발달하면서 눈은 깊게 파이고 작아진다. 어릴 때 들창코였던 코는 더 곧아지고 볼록하게 자란다. 체모가 늘어나면서 눈썹이 진해지고 수염이 생긴다.

여성은 눈이 상대적으로 커지며, 눈썹은 옅어지고 높아진다. 속눈썹은 길어지지만 눈썹이나 얼굴의 다른 체모는 덜 발달한다. 이

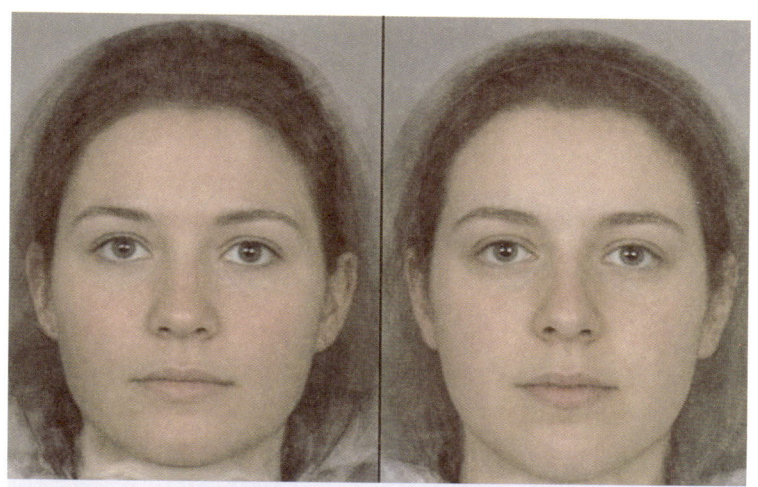

▲ 좌측은 에스트로겐 비율이 높은 얼굴형이며, 우측은 에스트로겐 비율이 낮은 얼굴형이다.
ⓒ Miriam Law Smith

마는 둥글게 볼록해지며, 턱선은 부드럽게 성장한다. 입술은 에스트로겐의 영향으로 도톰해진다. 여성은 남성보다 얼굴의 크기가 작다.

여성의 눈 주위는 혈액순환계의 변화에 민감하여 색깔이 더 빨리 짙어진다. 이 효과를 극대화하기 위해 마스카라를 사용하기도 한다. 여성의 얼굴선은 남성의 얼굴선보다 매끄럽다. 얼굴근육이 적고 얼굴지방이 상대적으로 더 많다.

이처럼 얼굴 형태에서 남녀가 다르므로 우리는 얼굴을 보고 성별을 구분할 수 있다. Y씨의 얼굴을 보고 혼란을 느꼈던 이유는 여성 얼굴의 특징이 있었기 때문이다. 동그랗고 부드러운 이마선과 얼굴 윤곽, 남성치고는 동그란 눈 때문에 얼핏 보기에 여성처럼 여겨진 것이다.

요즘은 남성들도 미에 관심이 많다. 그러나 모든 미용시술의 목적은 본래의 정체성을 간직한 채 더 나아지는 것이다. 그 정체성에는 남성성, 여성성이 포함되어 있다. 그 정체성을 잃어버리면 중성적인 얼굴이 생긴다. Y씨나 Y씨를 성형했던 의사는 그것을 간과했던 것 같다. 남성의 미와 여성의 미는 다르다. 남성의 얼굴은 남성적으로, 여성의 얼굴은 여성스럽게! 이게 세상의 이치다.

이성에게 성적 매력을 느끼는 까닭

　　　　　　　　　　　남녀는 성별에 따라 얼굴이 다르게 성장한다. 그렇다면 우리는 이성의 얼굴을 보면서 어떻게 성적 매력을 느끼는 것일까?

　찰스 다윈은 그의 저서 《인간의 유래》를 통해 '성선택' 이론을 제시했다. 생존에는 다소 불리한 형질을 가지고 있더라도 그 형질이 번식에 훨씬 유리할 경우 그 개체와 형질의 빈도수는 높아지고 진화에 성공할 가능성이 높아진다는 것이다. 이 성선택을 설명할 때 자주 등장하는 예가 '화려한 공작'이다. 그가 처음 주장한 진화론의 자연선택적 관점에서 볼 때, 생존에 불리한 형질을 가진 개체는 생존율이 낮아져 개체수가 줄어들게 된다.

　자연선택만을 고려한다면 화려한 외형의 공작 수컷들은 눈에 띄는 외형으로 생존에 불리하며 그 개체수가 줄어들어야 한다. 그러나 공작이란 말을 들으면 우리의 머리에서 화려한 깃털을 가진 수컷이 연상된다. 눈에 띄는 외형에도 불구하고 개체를 잘 보존해 왔으며 '화려한 수컷'들이 살아남아 있다.

수컷의 화려한 깃털은 천적의 눈에 잘 띄어 생존에는 다소 불리할 수 있지만 번식 시에는 암컷에게 큰 매력으로 작용한다. 화려하고 색이 선명할수록 암컷들에게 선택받고 결과적으로 더 많은 자손을 퍼뜨리게 되었다.

이처럼 환경에 적응해서 살아남는 자연선택도 중요하지만, 번식을 통해 자손을 남기기 위해서는 성선택 또한 진화의 핵심적 요소다. 화려한 깃털을 자랑하는 공작이나 목덜미의 갈기로 성적 특징을 나타내는 사자처럼 사람도 남녀의 외모 차이로 서로의 성적인 특징을 나타낸다.

여성은 배란기에 맞춰 얼굴선이나 피부 톤, 눈썹 모양까지 이성에게 더 매력적으로 보이기 위해 미묘하게 변한다. 호르몬이 얼굴에 영향을 미치는 것이다. 배란기가 되면 더 많은 에스트로겐이 분비되면서 신체 전반에 변화를 가져온다. 얼굴에도 변화가 생긴다. 입술이 약간 도톰하고 붉게 변한다. 그리고 동공이 확장되고 피부색이 뽀얘진다.

남성들은 여성들의 그런 변화를 알아차린다. 동일한 여성의 사

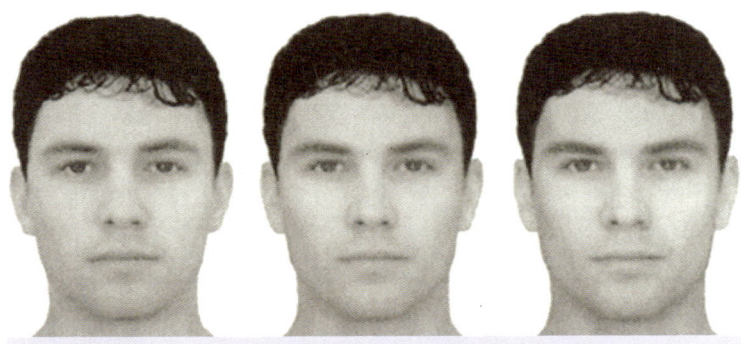

▲ 좌측에서 우측으로 갈수록 남성성을 많이 드러내는 얼굴이다. 가임기의 여성들은 우측의 얼굴을 더 많이 선택하고, 비가임기의 여성들은 좌측의 얼굴을 더 많이 선택하는 경향을 보였다.
ⓒ Victor S. Johnston

진을 가지고 남성들에게 보여주는 연구를 한 적이 있다. 같은 사람의 얼굴이지만, 배란기에 찍은 사진을 배란기가 아닐 때 찍은 사진보다 매력적으로 느끼는 것이다.

여성들이 남성들을 선택할 때도 비슷하다. 배란기의 여성들은 좀 더 남성적인 외모의 남성에게 끌린다고 한다. 테스토스테론이 많아 보이는 얼굴을 선호하는 것이다. 배란기가 아닐 때는 상대적으로 여성스러운 얼굴의 남성에게 끌린다고 한다. 얼굴을 통해 상대방의 성호르몬의 정도를 파악하고 매력을 느낀다는 것이다.

우리가 이성의 얼굴을 보면서, 이성에게 내 얼굴을 보여주면서 알게 모르게 이런 상호작용이 일어나고 있다. 성선택을 위한 작용이 일어나는 것이다. 즉 성선택이 얼굴의 형성과 미의 기준에 중요하게 작용한다.

　이와 같은 내용은 시사하는 바가 많다. 음과 양의 섭리로 받아들일 수도 있고, 이성 간의 행동을 분석하는 단서로 활용할 수도 있을 것이다.

예뻐지고 싶다면 효리처럼 웃어라: 뒤셴 미소의 힘

배우들이 최고로 꼽는 롤모델은 안성기다. 부침이 잦은 연예계에서 그처럼 오랜 시간 꾸준히 활동한다는 것은 참 대단하다. 스캔들 없이 모범적이고 흐트러지지 않는 모습으로도 유명하다. '국민배우'로 칭송받는 그의 매력은 내면에서 우러나오는 따뜻한 미소다.

배우 안성기의 미소처럼 내면에서 우러나오는 미소는 다른 점이 있다. 눈둘레근이 수축한다는 점이다. 눈둘레근이 수축하면 양쪽 뺨이 위로 올라가고, 눈썹이 아래로 내려가며, 눈밑 피부가 올라간다.

이런 현상에 대해 19세기의 신경학자 뒤셴 드 불로뉴는 "눈둘레근은 의지에 복종하지 않는다. 오로지 진실한 감정에 의해서만, 기

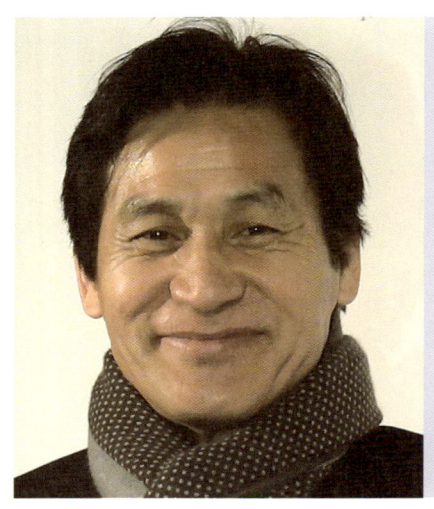

◀ 따뜻한 미소가 인상적인 국민배우 안성기

분 좋은 감정에 의해서만 움직인다"고 표현했다. 그의 이름을 따서 사람이 환한 표정으로 즐겁게 웃는 웃음을 '뒤센 미소'라고 부른다.

억지로 웃게 되면 눈둘레근은 제대로 수축하지 않는다. 즐거움을 느낄 때 비로소 눈둘레근이 제대로 수축한다. 뒤센 미소를 지을 때는 즐거움을 느끼는 뇌 부위가 활성화한다. 뇌에서 그런 변화가 없을 때는 표정 또한 제대로 지어지지 않는다.

이렇듯 진심 어린 웃음은 눈가에 주로 표현된다. 여성의 '눈웃음' 하면 제일 먼저 생각나는 사람은 가수 이효리다. 눈이 초승달 모양으로 휘면서 눈이 아예 보이지 않을 정도로 강하게 표정을 짓는다. 사람들이 그녀에게 매혹되는 것은 그녀의 진심 어린 표정에

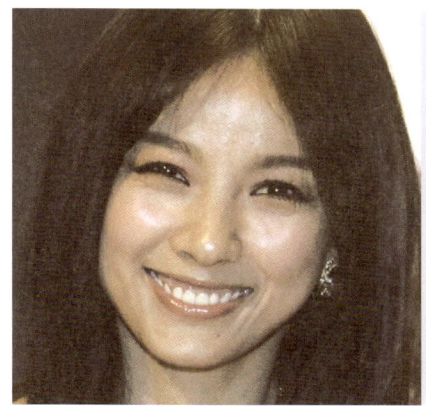

◀ 웃는 모습이 매력적인 가수 이효리

기분 좋은 감정이 담겨 있고, 그것이 전달되기 때문이다.

얼굴 표정을 보고 그 사람의 내면적 정서를 파악할 수 있다. 평소에 뒤셴 미소를 자주 짓는 사람이라면 긍정적인 정서를 가진 사람일 것이다. 세상을 긍정적으로 바라보고, 힘든 일이 있다 해도 헤쳐나갈 수 있는 정신적 힘이 있으리라 생각할 수 있다.

미국 웨인대학의 어니스트 아벨 교수는 야구 선수를 대상으로 연구를 했다. 메이저리그 야구 선수 230명을 대상으로 찍은 사진을 세 그룹으로 분류해서 평균수명을 조사했다. 진지하게 카메라를 응시해서 사진을 찍은 그룹의 평균수명은 72.9세였으며, 약간의 미소를 띤 그룹은 75세였다. 입꼬리와 양 볼이 올라가고 눈까지 웃은 그룹의 평균수명은 무려 79.9세였다.

평균수명뿐만이 아니다. 하커와 켈트너는 30년이나 되는 긴 기간 동안 대를 이어 실험에 참여한 사람들을 추적해서 연구했다. 졸업생들의 졸업사진을 전문가들이 정밀 분석했다. 일부는 눈둘레근이 수축한 뒤셴 미소를 짓고 있었다. 나머지는 웃고는 있었지만, 눈둘레근이 수축한 진정한 미소는 아니었다. 이 졸업생들을 대상으로 각각 27세, 43세 그리고 52세가 되는 해에 인터뷰를 하여 삶의 만족도에 대한 자료를 수집했다.

그 결과 뒤셴 미소를 지었던 사람들은 나머지보다 훨씬 더 건강하고, 생존율도 높다는 사실을 알아냈다. 결혼생활의 만족도도 높

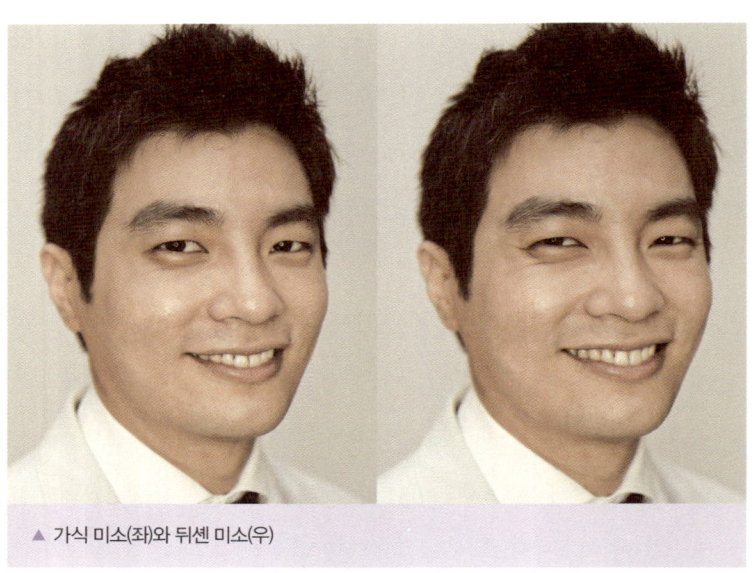

▲ 가식 미소(좌)와 뒤셴 미소(우)

았으며 이혼율은 낮았다. 심지어 평균소득도 높았다. 졸업사진을 찍을 때 카메라 앞에서 지었던 행복한 웃음이 그들의 미래를 반영한 것이다.

표정은 소통이다. 진심 어린 미소는 그 미소를 보는 상대방에게 진심을 전달할 수 있다. 내면에 항상 담겨 있는 긍정적인 인식이 표정을 통해 드러나고, 상대방에게 전달되면 어떤 의사소통도 긍정적으로 이루어질 것이다.

내면에서 우러난 즐거운 미소가 성공의 열쇠라면 지금부터 누구나 시작할 수 있다. 즐겁게 웃는 것만으로 더 많은 소득을 올리고, 더 행복하게, 더 오래 살 수 있다.

자신의 사진을 한번 찾아보자. 웃고 있는가? 웃고 있다면 진심으로 웃고 있는가? 거울을 보면서 한번 웃어보자. 웃는 표정을 짓고 있지만 눈은 그대로인가? 즐거웠던 일, 행복했던 기억을 떠올려보자. 뒤셴 미소가 지어지면 재연하기 위해 노력을 할 수 있다. 이것은 단순히 표정을 짓기 위한 노력이 아니다. 웃으면서 뇌에 긍정적인 자극을 심어주는 것이다.

거울을 보고 웃으면서 즐거웠던 일을 떠올리면서 긍정적인 기분을 느껴보라. 이를 반복하면 '파블로프의 개' 실험처럼 미소를 지을 때 조건반사적으로 긍정적인 기분을 느낄 것이다. 뒤셴 미소를 연습하면서 내면을 긍정적으로 다지는 것이다. 역경에 처해 있으면 누구나 힘들다. 표정에서도 드러난다. 우울해하고 좌절해도 상황은 바뀌지 않는다. 사람들은 우울한 표정을 좋아하지 않는다. 다른 사람의 표정에서라도 긍정적인 기분을 느끼고 싶어 한다.

어차피 상황이 바뀌지 않는다면 미소라도 지어보자. 거울을 보고 미소를 지으면서 즐거운 기억을 떠올리자. 모든 게 변하지 않아도 내 기분만은 바꿀 수 있다. 그리고 그 기분은 내일을 향해 나아가는 조그마한 원동력이 될 것이다. 행복해서 웃는 게 아니라 웃어서 행복하다는 말은 진실이다.

Chapter 06
그래도 성형하고 싶다면

성형하고 싶다면
먼저 자신을 분석하라

사람들이 성형을 하고 싶어 하는 이유는 무엇일까? 세상에서는 성형을 통해 얻을 수 있는 다양한 것들을 보여준다. 우리나라의 한 성형외과 광고에서는 성형 전에는 부케를 받기만 하다가, 성형 후에는 부케를 던지는 모습을 보여준다. 심지어 나이트클럽에서 끌려다니느라 손목이 아플 수도 있다고 한다. 남미의 어떤 성형외과 광고에는 성형 후에 직장에서 승진을 하거나 좀 더 활발하게 성생활을 한다는 내용도 있다.

이런 광고들이 보여주는 메시지는 단순히 외모의 변화로 인해 사회적으로 인정받을 수 있으며, 이성과의 관계에서도 더 나아질 수 있다는 것을 암시한다. 성형을 통해 얻고자 하는 것이 외모의 변화뿐 아니라 인생에서의 긍정적인 변화라는 것을 알 수 있다.

미국의 성형외과 의사 맥스웰 몰츠(1889~1975)는 미용성형이 아주 초창기였던 20세기 초반에 이런 현상을 경험했다. 그는 환자들이 성형을 받고 나서 승진을 하거나 결혼을 하는 모습을 목격한다. 단지 얼굴에 있던 흉터를 없앴을 뿐인데, 삶의 태도가 달라지면서 더 많은 돈을 벌기도 하고 이성과의 관계에서 자신감을 가지기도 했던 것이다.

하지만 반대로 매력적인 외모임에도 불구하고 자신을 추하게 여겨 성형을 받고 싶어 하는 사람도 있었다. 그리고 성형 후에 분명히 외모가 개선되었음에도 불구하고 자신감이 결여되어 있는 사람도 있었다. 거의 한 세기가 지난 지금과 비슷한 광경이다.

그는 이러한 경험을 토대로 외모의 변화보다도 중요한 게 있다는 것을 알았다. 사람들이 스스로에 대해 생각하는 '자아 이미지'가 바로 그것이다. 성형으로 인한 변화, 즉 승진, 결혼 등은 외모의 변화가 아니라 '자아 이미지'의 변화로 인해 생겼다는 것이다. 그래서 외모보다도 마음의 성형을 강조했고, 그의 저서 《사이코-사이버네틱스》를 통해 자아 이미지의 개선과 확립을 통한 자기계발 및 동기부여 방법을 전파했다.

이는 모든 사람에게 해당한다. 이 책을 읽는 여러분이 자신의 외모를 좀 더 호감 가게, 매력적으로 가꾸고 싶다면 우선 자아 이미지를 확립하는 게 좋다. 성형을 한다는 것은, 얼굴이 주는 메시지를 긍정적으로 바꾸고자 하는 것이다. 이는 스스로가 가진 자아 이미지를 개선한다는 의미이기도 하다. 자아 이미지를 확립하기 위해서는 우선 자기 자신을 있는 그대로 받아들여야 한다. 인간은 그 자체로 존엄한 존재다. 그리고 무궁무진한 가능성과 잠재성을 가지고 있다.

자신을 있는 그대로 받아들이기 위해서는 남과 비교하지 말아야 한다. 남과 비교하면서 우월감이나 열등감이 생긴다. 우리는 열등하지도 않고, 우월하지도 않다. 각자가 다른 자기 자신으로서 존재한다. 다른 사람과 비교하면서 자기 자신을 부정하고, 열등감을 가진다. 현재의 유행과 트렌드에 자기 자신이 부합하지 않는다고 해서 열등감을 가지기도 한다. 많은 인위적인 기준을 따라잡기 위해 노력하면서 스스로의 가치를 부정하기도 하고, 주변 사람들을 따라 하기 위해 시간과 노력을 소모하기도 한다.

생활용품 브랜드 도브에서 주관한 '리얼 뷰티 스케치' 캠페인을 보면 많은 사람이 자아 이미지를 부정적으로 받아들인다는 것을 알 수 있다. 타인이 자신을 보는 것보다 부정적으로 자기 자신을 인식해 스스로의 단점을 부각해서 받아들이는 사람들이 많다. 그래서 스스로를 부정하고 다른 사람을 따라 하려고 한다. 반면 다른 사람에 비해 자신이 더 낫다고 생각하면서 우월감을 가지기도 한다. 사실 우월감은 자신이 가진 열등감과 불안함을 감추기 위한 은폐물에 지나지 않는다.

스스로를 긍정적으로 이해하고 받아들이도록 하자. 개개인은 저마다 각자의 개성이 있다. 그리고 강점도 있지만 약점도 있고, 잘하는 것이 있지만 못하는 것도 있다. 이미 이룬 것도 있지만, 아직 이뤄지지 않은 가능성도 있다.

자신을 있는 그대로 받아들이고 나서, 자아 이미지를 개선하고 변화시키는 것은 자기 자신을 바꾼다는 의미가 아니다. 내가 나 자신에 대해 가지고 있는 인식을 바꾸는 것이다. 나 자신에 대한 평가와 개념을 바꾸는 것이다. 기존에 내가 가지고 있지 않던 새로운 것을 갖추는 것이 아니라 이미 자기 자신이 가지고 있는 것을 활용하는 것이다.

예를 들면 비율적으로 이마가 크고 턱이 짧으면 어려 보인다. 어려 보인다는 것에서 '나약하다, 무능하다'라는 느낌을 가질 수도 있고, '활기차다, 발랄하다'라는 느낌을 가질 수도 있다. 이때 자기 자신을 부정한다면 좀 더 성숙해 보이기 위해 얼굴을 바꾸려고 할 것이다. 자기 자신을 긍정한다면 자신이 가지고 있는 어려 보이는 얼굴을 인정하고 받아들일 것이다.

김혜수나 최지우 모두 아름답기로 유명한 사람들이다. 하지만 그들 각각은 다르게 생겼고, 다른 매력을 지녔다. 김혜수는 시원시원한 이목구비가 육감적이며, 최지우는 단아하면서 고상한 매력을 가지고 있다. 그들이 그들 자신을 인정하지 않고 다른 사람을 흉내 낸다면 어땠을까?

아름다움은 뇌에서 해석하는 것이다. 똑같은 것을 보더라도 좋게 해석할 수도 있고, 반대로 해석할 수도 있다. 앞서 언급했듯 물이 반 정도 차 있는 컵을 보고, '반이나 있네'라고 생각할 수도 있고, '반밖에 없네'라고 생각할 수도 있다. 우리 자신에 대해서도 마찬가지다.

자신을 있는 그대로 받아들이고 사랑한다면 현재의 얼굴이 주는 느낌을 긍정적으로 해석할 수 있다. 이것이 자아 이미지를 형성하는 데 가장 중요하다.

나는 어떤 얼굴일까 : 얼굴 자가진단법

얼굴을 좀 더 보기 좋게, 아름답게 가꾸고 싶다면 우선 현재 상태를 제대로 알고 자아 이미지를 확립해야 한다. 스스로의 얼굴을 제대로 이해하면서 받아들이도록 하자.

우선 자연스러운 자세로 편하게 정면 얼굴을 찍어보자. 기왕이면 무표정하게 있는 상태를 찍어보도록 한다.

보통 사진을 찍으면서 스스로 바른 자세라고 생각하지만 약간은 틀어져 있다. 사진에서 왼쪽 얼굴이 많이 보인다면 시선을 왼쪽에 두는 습관이 있는 사람이다. 반대로 오른쪽 얼굴이 더 많이 보인다면 시선을 오른쪽으로 향하는 사람이다. 이렇게 고개를 한쪽으로 돌린 모습은 이성에게 매력적으로 어필할 수도 있지만 연약해 보이고 의지가 부족해 보이기도 한다. 그리고 편한 상태에서 이렇게 얼굴을 한쪽으로 많이 돌리고 있다면 자세가 틀어져 있을 수 있으니 주의하자.

이제는 되도록 정확하게 정면이 나오도록 찍어보자. 이렇게 찍은 사진으로는 좌우대칭을 확인할 수 있다.

좌우 눈의 동공을 연결하는 수평선을 그어보자. 이 선을 기준으로 삼는다.

동공에서부터 이마의 헤어라인까지 높이를 보면 약간 차이가 날 수 있다. 이때 헤어라인이 높게 있는 쪽 이마가 더 튀어나와 있는 경우가 많다. 그쪽 뇌가 주로 발달되어 있다고 볼 수 있다.

좌우의 눈썹산을 연결해서 기준선과 비교해보자. 대부분 눈썹이 높은 쪽이 이마가 발달해 있다.

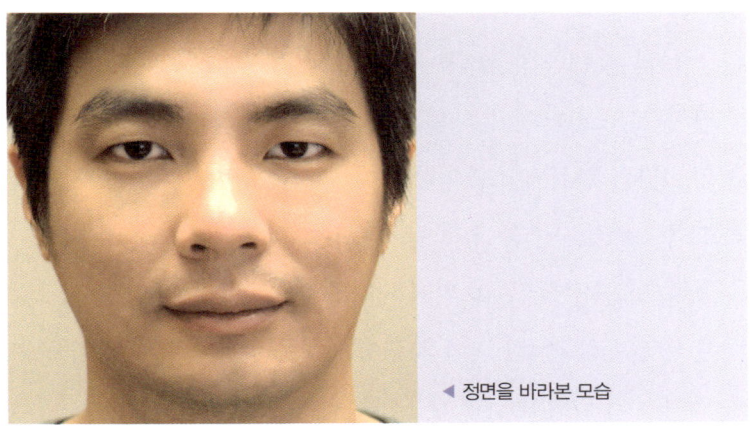

◀ 정면을 바라본 모습

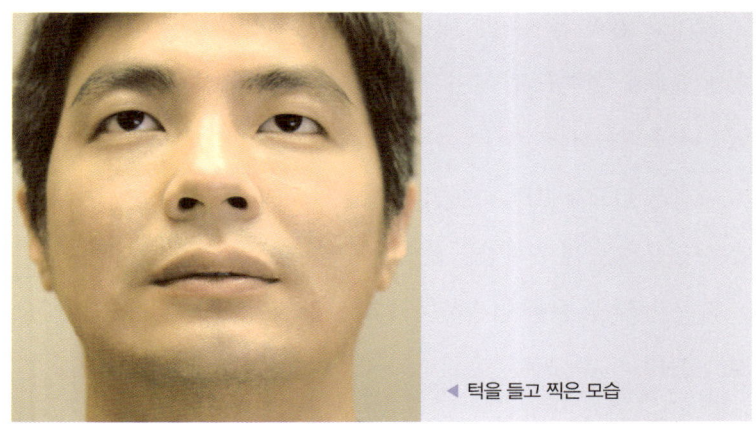

◀ 턱을 들고 찍은 모습

    양쪽 입꼬리를 비교해보자. 우리가 웃을 때 입꼬리가 올라가는데, 한쪽만 더 올라가기도 한다. 보통 턱끝이 쏠린 쪽으로 입꼬리가 올라가 있다. 그리고 아까와 같이 정면인 상태에서 턱을 들어서 사진을 찍어보자. 눈썹을 보면 한쪽이 좀 더 튀어나와 있을 수 있다. 이마가 좀 더 앞으로 나와서 눈썹뼈 역시 앞으로 나온 것이다.

    양 콧볼의 바닥면이 다를 수도 있다. 콧볼의 바닥면이 낮다는 것은 그만큼 함몰되어 들어가 있다는 것을 의미한다. 이런 경우에는 그쪽으로 팔자주름이 더 잘 생길 수 있다.

    한쪽으로 음식을 많이 먹게 되면 그쪽으로 턱끝이 쏠린다. 그러면서 얼굴의 전체적인 축이 약간 틀어지는 것이다. 이때 많이 쓰는 쪽 턱뼈가 더 발달한 것을 알 수 있다.

내 얼굴은 북방계인가, 남방계인가?

앞서 한국인의 얼굴에 대해 이야기하면서 북방계와 남방계에 대해 언급했다. 이는 한국인 얼굴을 구성하는 중요한 양대 축이다. 스스로의 얼굴에서 북방계 요소와 남방계 요소가 어떻게 이루어져 있는지 파악해보자.

북방계는 이마가 좁고 높은 편이다. 반대로 남방계는 이마가 좌우로 넓고, 위아래로는 좁은 편이다. 이마가 전체적으로 높고 넓으면 시원한 느낌을 준다. 전체적으로 이마의 비율이 높으면 어려 보이는 요인이 되기도 한다. 하지만 이마가 좌우로 넓을수록 남성적인 느낌을 주며, 위로 높을수록 나이 들어 보이는 요인이 된다. 그런데 북방계는 상대적으로 이마가 뒤로 누워 있으며, 남방계는 상대적으로 앞으로 볼록하게 나와 있다. 아무래도 요즘은 볼록한 이마를 미의 기준으로 여기는 편이다. 하지만 남방계는 상대적으로 굴곡이 심하고 짱구처럼 보이기도 한다. 북방계는 이마가 뒤로 누운 편이지만 매끄러운 편이다.

눈썹을 보면 북방계는 체모가 가늘어 눈썹이 흐리다. 눈썹이 전체적으로 짧고 두께도 얇은 편이다. 이는 정갈하고 세련된 느낌을 준다. 남방계는 체모가 많은 편이라 눈썹이 진하다. 눈썹이 길고 두꺼워서 활동적이고 남성적인 느낌이다. 소위 '송충이 눈썹'은 남방계의 특징이다.

눈은 북방계와 남방계의 차이를 아주 단적으로 드러내는 부위다. 북방계는 눈꺼풀이 홑꺼풀이며 지방층이 두텁다. 상대적으로 눈이 작고 눈두덩이 넓다. 눈이 작아서 감정표현이 많이 드러나지는 않지만, 눈두덩이 넓어서 차분해 보인다. 남방계는 눈꺼풀이 쌍꺼풀이 져 있으며 얇은 편이다. 눈이 큰 편이라 감정이 풍부하고 솔직해 보인다. 미간이나 눈 사이 거리는 북방계가 넓고, 남방계는 좁다. 그래서 북방계는 여유 있어 보이는 반면, 남방계는 이목구비가 오밀조밀하게 모여 있다는 느낌을 받을 수 있다.

코는 북방계와 남방계 간의 차이가 다양하게 나타난다. 북방계의 코는 폭이 좁고, 코끝이 갸름하다. 그래서 단정하고 세련된 느낌이다. 반면 남방계의 코는 폭이 넓고, 코끝이 뭉툭해서 야성적인 느낌이다. 북방계는 콧구멍이 작고 콧볼이 얇은 편으로 단아한 인상을 풍기며, 남방계는 콧구멍이 크고 콧볼이 두꺼워 활동적인 인상이다. 북방계의 코는 코끝이 약간 내려와서 상대적으로 길어 보이며, 남방계의 코는 코끝이 올라가 있으며 코뿌리가 낮아 상대적으로 짧아 보인다. 그래서 코가 얼굴의 세로 길이에서 차지하는 비율이 북방계는 높고, 남방계는 낮다. 이 때문에 북방계가 더 성숙해 보이고, 남방계는 어려 보인다.

입술은 눈썹과 비슷한 양상을 보인다. 북방계의 입술은 얇고, 윤곽이 흐리다. 반면 남방계의 입술은 두껍고, 윤곽이 뚜렷하다. 북방계의 입술이 청순하고 차가워 보인다면, 남방계의 입술은 육감적이고 포용력이 있어 보인다.

북방계의 귀는 귓볼이 없어 소위 '칼귀'다. 반대로 남방계의 귀에는 귓볼이 있어 '부처님 귀'에 가깝다.

남방계의 두상은 얼굴 가운데 부분이 들어가 있다. 그래서 코뿌리가 낮고, 눈밑도 더 많이 들어가 있다. 북방계는 얼굴 가운데가 나온 편이라 굴곡이 덜하다. 남방계는 얼굴 골격에 요철이 있어서 얼굴이 입체적이고 귀여워 보이는 반면, 노화로 인한 변화가 빨리 나타나는 편이다. 남방계는 얼굴 가운데가 들어가 있는 대신에 광대뼈가 옆으로 부각되어 보이기도 한다. 반면 북방계는 광대뼈가 전체적으로 발달한 편이라 오히려 굴곡이 눈에 덜 띄는 편이다.

북방계는 전체적으로 턱이 발달했다. 그래서 얼굴에서 하관의 비율이 높은 편이다. 이는 성숙하고 믿음직한 인상을 준다. 남방계는 턱선이 갸름하고 각진 편이다. 얼굴에서 하관의 비율이 낮아서 어려 보인다. 다만 갸름한 턱선 때문에 광대가 옆으로 두드러져 보이기도 한다.

북방계의 피부는 희고, 털이 없고, 피지분비도 덜하다. 그래서 깔끔해 보인다. 남방계의 피부는 어두운 편이고, 상대적으로 털이 많으며, 피지분비도 왕성한 편이다. 그래서 건강미가 돋보인다고 할 수 있다.

북방계와 남방계 모두 각자의 특색이 있다. 각자가 가진 특징과 색깔이 다르기 때문에 어느 하나가 더 낫다고 할 수는 없다. 그래서 각각이 지닌 인상의 차이를 이해하고 받아들이는 것이 중요하다. 생각하기에 따라서 미추 여부는 달라질 수 있다. 이를테면 북방계의 작은 눈을 좋게 생각하면 차분해 보이지만, 안 좋게 생각하면 답답하게 여길 수 있는 것이다. 반대로 남방계의 크고 쌍꺼풀진 눈이 솔직해 보이지만, 그만큼 가벼워 보일 수도 있다.

타인의 기준에 맞추기보다 스스로가 가진 인상을 잘 이해하고 그것을 긍정적인 방향으로 해석하고 이끌어나가는 것이 중요하다.

어떤 얼굴이 될 것인가?

　　　　　　　　　　스스로를 있는 그대로 받아들이고 만족하는 것이 자아 이미지의 확립이라고 앞에서 밝혔다. 스스로의 특징, 개성을 잘 아는 것은 중요하다. 그렇게 스스로를 긍정적으로 받아들이고 나서, 스스로의 장점을 강화하고 약점을 보완하면서 이미지를 개선할 수 있다.

　얼굴에서 드러나는 인상을 개선하기 위한 노력으로는 어떤 것들이 있을까? 우선, 스스로 할 수 있는 방법으로는 표정을 개선하는 것이 있다. 우리는 표정을 통해 감정을 전달한다. 감정은 아름다움을 느낄 때 매우 중요한 요소다. 호감을 느끼면 아름답다고 받아들이고, 그렇지 않으면 추하다고 느낀다. 우리가 느낀 감정을 표정을 통해 전달하고, 그 감정을 전달받는 사람은 그 감정을 통해 인상을 긍정적으로 혹은 부정적으로 받아들일 수 있다.

표정은 얼굴에 있는 근육을 움직이면서 생긴다. 표정을 만드는 근육들을 단련하면서 표정을 통해 전달하고자 하는 메시지를 분명히 할 수 있다. 그리고 좀 더 호감 가는 인상을 만들 수 있다. 의학적인 도움을 빌릴 수도 있다. 특히 우리나라는 얼굴 성형에서는 매우 앞서 가고 있어 최근에 많은 시술법이 개발되었다. 스스로의 얼굴에 대해 잘 이해하고, 개선하고자 하는 방향을 잘 잡는다면 도움이 될 수 있다. 스스로의 얼굴에 대한 이해가 부족한 상태에서 방향을 잘못 잡을 때 앞서 소개한 것처럼 어색해 보이거나 인위적으로 보일 수 있다.

현재의 얼굴을 고치고 싶은가? 그렇다면 왜 고치고 싶은가? 성형의 목적은 자기 자신을 부정하는 것이 아니라 자기 자신을 있는 그대로 받아들이면서 더 나아지는 것이어야 한다. 자존감을 높이고, 더 행복해지기 위함이다. 고치고 싶은 부분에는 부정적인 기억이나 감정이 깃들어 있을 수도 있다. 눈이 작다고 해서 놀림을 받았다든지, 발달한 턱이 눈에 거슬릴 수도 있다. 부정적인 느낌을 스스로 받아들이고 극복할 수 있다면 가장 좋겠지만, 그렇지 않을 수도 있다. 그런 경우에 성형을 통해 부정적인 기억이나 감정을 개선할 수 있을 것이다.

'내가 받아들인 나는 어떤 이미지인가?' 여기서부터 앞으로 만들어나갈 이미지의 방향을 잡을 수 있다. 예를 들어 도도한 이미지라면 세련되어 보일 수도 있고, 날카롭고 차가워 보일 수도 있다. 세련된 것은 긍정적인 느낌이고, 날카롭고 차가워 보이는 것은 부정적인 느낌이다. 세련된 인상을 강조하면서 날카롭거나 차가워 보이지 않게 이미지를 개선해나가는 것이 바람직하다. 참고로 여기에 갑자기 귀엽고 어려 보이는 느낌이 되고 싶다면 방향이 너무 달라지는 것이다.

'내가 생각하는 내 얼굴은 어떤 느낌인가?' '그 느낌을 긍정적으로 부각하려면 어떻게 해야 할 것인가?' 이 질문들에 대해 스스로 답을 해보자. 위의 질문에 대해 답을 했다면, 내 얼굴의 전체적인 인상을 저해하는 부분이 있다면 어떤 부분인지 살펴보자. 그 부분이 어떻게 바뀌면 좋을지 생각해보자. 구체적으로 답을 할 수 있다면 마음의 준비가 어느 정도 되었다고 할 수 있다.

이와 같은 생각의 과정은 스스로의 매력을 이해하고 살리기 위한 것이다. 단순히 '예뻐진다'와는 다르다. 이렇게 스스로에 대해 이해하고 받아들이면서 개선의 방향을 찾는다면 훨씬 도움이 될 것이다.

많이 할수록 아름다워지는 표정훈련법

얼굴에는 43개의 근육이 있다. 이 근육들이 수축하면서 표정을 짓는다. 이 근육들에 대해 이해하고 훈련을 한다면 표정을 더 잘 지을 수 있다. 몸에 있는 근육을 훈련해서 몸매나 자세가 더 좋아지는 것과 일맥상통한다. 의사소통할 때 가장 중요한 것이 얼굴의 표정이고, 표정을 통해 긍정적인 감정을 불러일으킬 수도 있고, 반대일 수도 있다.

앞에서 반가운 감정을 느낄 때 눈썹을 들어 올리는 표정을 짓는다고 했다. 눈썹은 표정에서 중요한 역할을 한다. 그런데 이마에 주름이 생길까 봐 눈썹의 움직임을 억누르는 사람도 있다. 표정은 자연스러울수록 좋다. 그리고 잔주름이 어지럽게 많이 있는 것보다는 길게 연결된 주름이 적게 있는 것이 훨씬 보기 좋다. 그러니 너무 걱정하지 말도록 하자.

 눈썹을 움직일 때 이마의 전두근이란 근육이 작용한다. 전두근은 양쪽으로 나뉘어 있다. 그래서 한쪽 눈썹만 올릴 수도 있고, 양쪽으로 같이 올릴 수도 있다. 이 전두근을 이해하고 훈련하면 눈썹을 이용해 여러분의 감정과 메시지를 더 효과적으로 전달할 수 있다.

 우선 거울을 보고 눈썹 양쪽을 같이 올려보자. 아마 대부분 할 수 있을 것이다.

 그럼 이제는 오른쪽 눈썹만 올려보고, 반대로 왼쪽 눈썹만 올려보자.

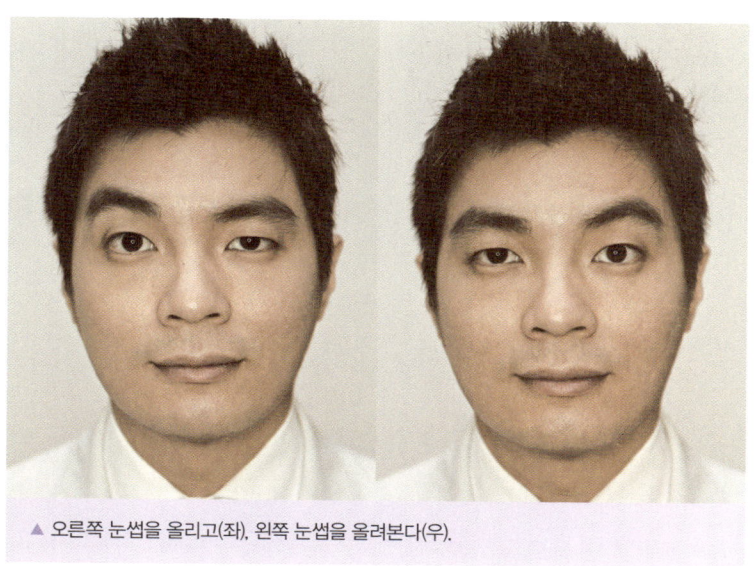

▲ 오른쪽 눈썹을 올리고(좌), 왼쪽 눈썹을 올려본다(우).

한쪽 눈썹만 올라가지 않을 수도 있고, 한쪽은 되는데 반대쪽은 되지 않을 수도 있다. 이는 우리가 살면서 전두근이라는 근육을 일부만 주로 사용하고 있다는 뜻이다. 눈썹을 올렸을 때 비대칭적으로 한쪽만 많이 올라갈 수도 있고, 눈썹을 올리는 것 자체가 어색할 수도 있다. 이제 다시 시도를 해보자. 손가락을 이마에 대보고 다시 시도를 해보자.

눈썹 양쪽으로 올리면서 근육의 움직임을 느껴보자. 피부 안쪽

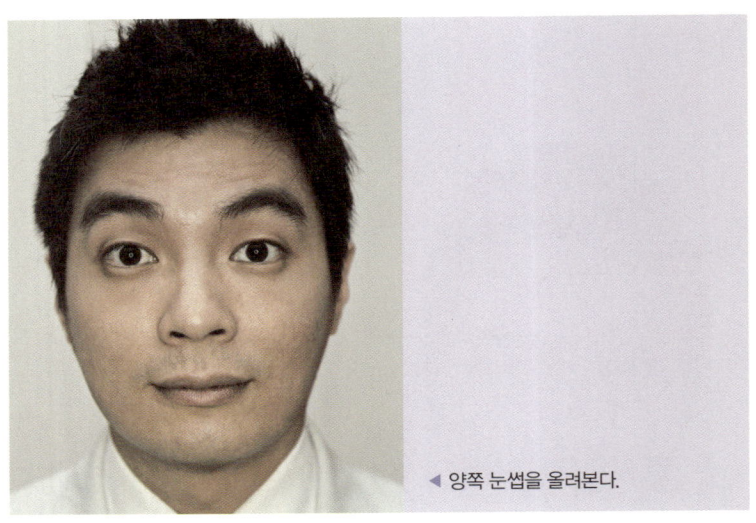

◀ 양쪽 눈썹을 올려본다.

에서 근육이 수축하는 것이 느껴질 것이다. 마찬가지로 한쪽씩 눈썹을 올리면서 시도를 해보자.

이제 이를 반복하면서 점차 익숙해질 것이다.

웃을 때 인상을 좌우하는 것이 입 모양이다. 일반적으로 입꼬리 양쪽이 올라가면서 윗니가 가지런히 보이는 미소를 선호한다. 이 역시 입 주변의 근육이 어떻게 작용하는지에 따라 입 모양이 달라질 수 있다. 입 주변에는 여러 근육이 있다. 이 근육들은 사람마다 조금씩 다르게 작용할 수 있다.

입술 가운데를 위로 들어올려 보자. 이때 콧구멍이 위로 올라가면서 콧잔등이 같이 찡그려지기도 한다.

그리고 입술 가운데를 대각선 방향으로 올려보자. 위로 올리면서 양옆으로 당기는 것이다. 이때는 윗입술이 전체적으로 들리면서 잇몸이 보인다.

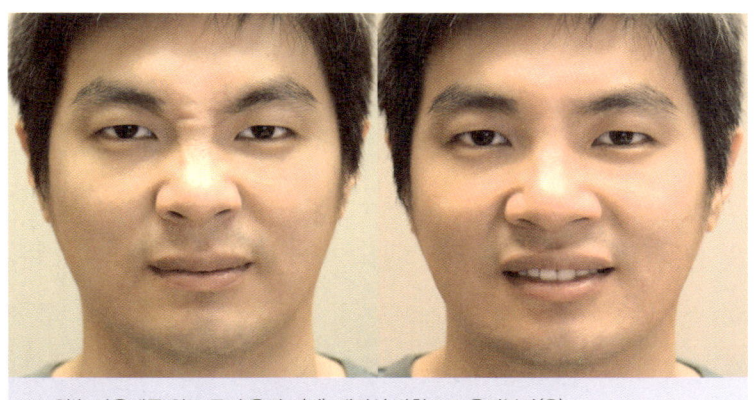

▲ 입술 가운데를 위로 들어 올리고(좌), 대각선 방향으로 올려본다(우).

입술을 양옆으로 당겨보자. '김치~' 혹은 '치~즈' 할 때 이런 표정이 지어진다.

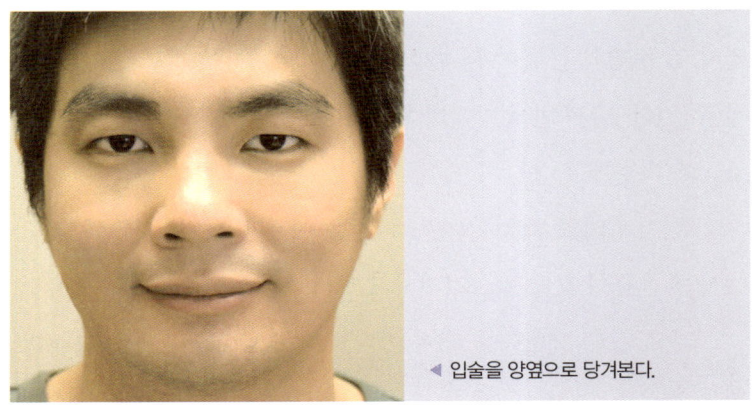

◀ 입술을 양옆으로 당겨본다.

이번에는 입술을 양옆으로 당긴 상태에서 위로 올려보자. 광대 부위가 위로 올라가면서 입꼬리 양쪽이 올라갈 것이다. 입꼬리가 양쪽으로 올라간 상태에서 살짝 아랫입술을 아래로 당기면 위아래 치아가 고르게 보이는 미소가 지어진다.

눈썹을 움직일 때와 마찬가지로 손가락을 입 주변에 대고 근육의 움직임을 느껴보자. 내가 원하는 표정을 지을 때 어느 부위의 근육이 작용하는지 느껴보자. 그리고 그 근육을 의식하면서 표정을 반복하면 된다. 입꼬리의 움직임이 좌우 비대칭이라면 그 역시 훈련을 통해 교정할 수 있다. 몸의 근육뿐 아니라 얼굴의 근육도

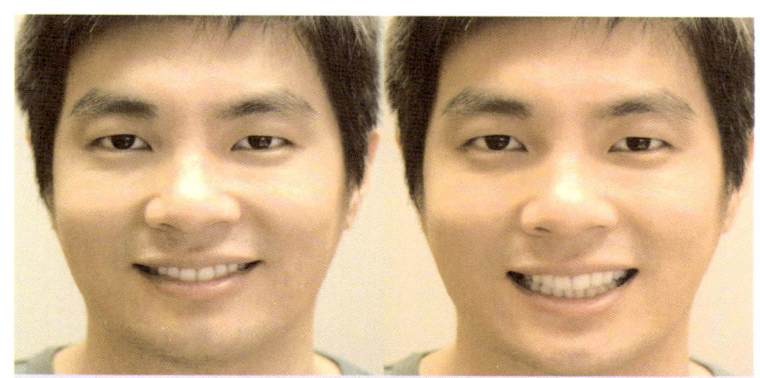

▲ 입술 가운데를 위로 들어 올리고(좌), 대각선 방향으로 올려본다(우).

이렇게 훈련을 통해 단련할 수 있다. 표정근육의 훈련은 여러분의 의사소통에 많은 도움을 줄 것이다.

동안을 위한
성형 가이드

예전에 나이가 들어 보이는 것을 좋아하던 시대가 있었다. 나이가 들었다는 것은 그만큼 오랜 시간을 통해 경험과 지혜를 쌓았다는 증거이기 때문이다. 요즘에는 반대로 나이가 어려 보이는 것을 선호한다. 그래서 어려 보이기 위한 시술을 많이 하는 편이다. 시술을 하더라도 노화로 인한 얼굴의 변화를 제대로 이해하고 시술하는 것이 필요하다. 이는 스스로의 인상을 잘 가꾸는 데도 도움이 될 것이다.

나이가 들면 생기는 가장 큰 변화 두 가지는 처짐과 꺼짐이다. 처짐은 중력에 의해 얼굴의 볼륨이 아래로 내려가는 것이며, 꺼짐은 전체적인 볼륨이 줄어드는 것이다.

일반적으로 노화로 인한 신체의 변화는 대사기능과 생합성기능이 떨어지는 것이다. 그리하여 신체 전반의 근육량과 골밀도가 줄어들게 된다. 노화가 진행되면서, 얼굴의 조직들이 흡수되면서 줄어든다. 이는 마치 포도가 건포도가 되어가는 과정과 비슷하다. 시간이 흐르면서 얼굴을 형성하는 기초가 되는 지방, 근육, 뼈 모두 점진적으로 줄어든다. 우선 나이가 들면서, 골밀도가 낮아지면서 얼굴뼈의 조직이 흡수된다. 그러면서 전반적인 뼈의 양이 줄어든다.

골격이 줄어들면서 가장 눈에 띄는 곳은 눈밑과 턱이다. 두개골에서 눈 부분의 구멍이 넓어지는데 특히 아래로 넓어지게 된다. 그러면서 눈밑의 부분이 꺼지게 된다.

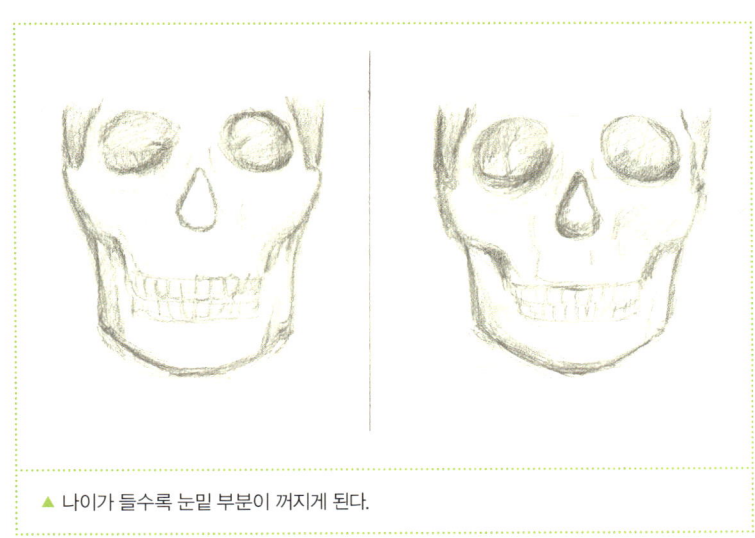

▲ 나이가 들수록 눈밑 부분이 꺼지게 된다.

정면에서 봤을 때 눈구멍이 아래로 넓어지는 현상과 더불어 광대뼈가 뒤로 들어가기도 한다. 그래서 앞광대가 줄어들어 밋밋해 보인다. 나이가 들면서 몸의 근육 역시 전체적으로 줄어들게 된다. 마찬가지로 얼굴의 근육들도 줄어든다. 얼굴의 근육들은 표정을 나타낼 뿐만 아니라 골격을 덮고 있어서 얼굴의 윤곽을 부드럽게 만드는 역할도 하고 있다. 이런 근육들이 줄어든다는 것은 그만큼 골격이 많이 드러나 보인다는 것이다. 특히 지방이 거의 없는 관자놀이 부위에서 이런 변화가 두드러지게 나타난다. 지방층이 두터운 편인 볼, 광대 쪽은 상대적으로 지방층이 줄어들면서 생기는 변화가 두드러진다.

시술

이처럼 노화로 인해 볼륨이 줄어드는 부위들이 생긴다. 대표적인 부위들이 눈밑(눈물고랑이라고도 한다)과 앞광대, 관자놀이, 볼, 턱끝이다. 이런 부위를 채우기 위한 시술들이 있다. 우선, 자신의 몸에서 지방조직을 빼내어 얼굴에 주입하는 자가지방이식술이 있다. 자가지방이식술은 한 번에 많은 양을 주입할 수 있다는 장점이 있다. 하지만 사람마다 생착률의 범위가 커서 상대적으로 정교한 시술이 힘들다는 게 단점이다.

간단하게 주사로 얼굴의 볼륨을 채울 수 있는 필러시술이 요즘은 많이 보편화되고 대중화되고 있다. 그동안 많은 발전이 이루어져서 식약청의 허가를 받고 의료기관에 공급되는 필러는 안전하다고 볼 수 있다. 현재 사용되는 필러는 크게 두 가지 조건을 충족시킨다.

(1) 생체적합성

초창기에 체내에 주입하기 위해 사용된 물질들이 많은 부작용을 일으켰다(파라핀, 실리콘 등). 따라서 그 이후부터 현재까지는 체내에 들어가서 문제를 일으키지 않는 것을 중요하게 여긴다. 허가받아서 사용되는 제품들은 생체에 사용하기에 적합한 것들이며 이는 안정성을 위해 매우 중요하다.

(2) 생체분해성

체내에 주입한 필러 성분들은 대부분 흡수되어 없어진다. 이는 필러 성분이 체내에 존재하는 효소들에 의해 분해되기 때문이다. 그 분해되는 속도에 따라서 필러의 유지기간이 달라진다. 일부 필러는 피부 내에서 얇은 캡슐로 둘러싸여 그 효과가 반영구적 혹은 영구적이라고 하는 것들도 있다. 하지만 일반적으로 사용되는 대부분의 필러는 체내에서 분해되어 없어진다. 가장 많이 사용하는 성분은 히알루론산이라는 성분으로 1년에서 1년 6개월 정도 유지가 된다. 필러의 종류에 따라 피부 속에서 콜라겐을 생성시키는 성분도 있다. 이런 필러들은 히알루론산 필러에 비해 오랫동안 유지되는 특징을 가지고 있다.

위와 같이 얼굴을 이루는 조직이 줄어듦과 동시에 아래로 처지는 하강이 나타나게 된다. 우리는 지구에 살면서 지속적으로 중력의 영향을 받고 있다. 이 중력에 저항하는 것이 피부와 지지인대들이다. 노화가 진행되면서 얼굴 구조물을 감싸고 있는 피부의 탄력이 떨어지면서 아래로 처지게 된다. 그리고 피부 안쪽에서 근육과 지방을 감싸고 지지하고 있는 인대들이 약해지면서 근육과 지방도 아래로 처지게 된다.

오랜 시간 동안 중력의 영향을 받다 보니 얼굴의 조직들도 아래

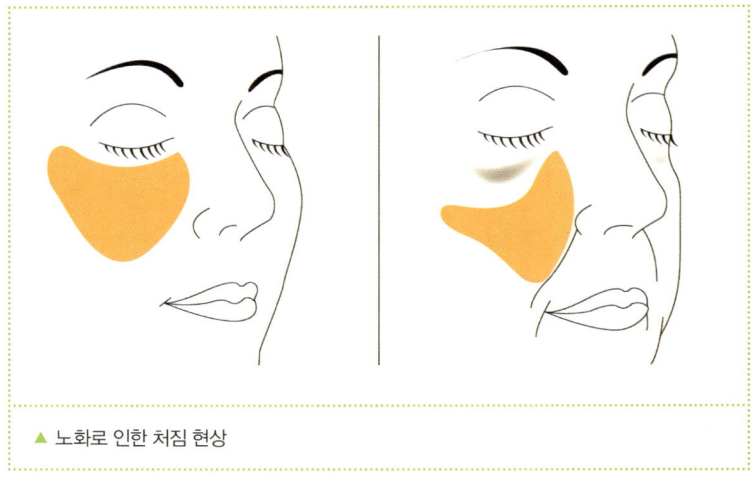

▲ 노화로 인한 처짐 현상

로 내려가는 것이다. 눈밑, 코옆의 볼살이 아래로 처지면서 마치 광대 부위가 아래로 내려간 것처럼 보인다. 내려간 지방조직이 뭉쳐서 팔자주름을 더 도드라지게 한다. 볼 부위의 지방이 내려가고, 광대뼈 역시 아래로 내려가게 된다. 심지어 코끝도 나이가 들면서 약간 아래로 내려간다. 아래로 처지는 현상은 얼굴 아래쪽으로 내려올수록 심해진다. 그래서 턱선이 많이 처지는 게 제일 눈에 띈다. 턱선이 처지면서 소위 마리오네트 주름이 생기게 된다. 이는 지지인대가 버티고 있는 바깥쪽 부분은 처지고 그 안쪽은 처지지 않으면서 경계가 뚜렷하게 보이게 된다.

　이런 현상을 종합적으로 보면 전체적인 얼굴의 외곽선이 V자에서 사각형으로 바뀌는 것을 볼 수 있다. 아래턱이 짧아지고 양턱선이 아래로 처지기 때문에 이런 변화가 생긴다. 그리고 앞에서 봤을 때 양 광대 부위의 돌출 부위가 아래로 내려가게 된다. 튀어나온 부위가 아래로 내려가니까 시선이 아래쪽으로 쏠리는 효과가 있다. 옆에서 봤을 때는 눈밑의 앞광대 부위가 꺼지기 때문에 상대적으로 입이 돌출되어 보인다. 전반적으로 얼굴을 봤을 때 느껴지는 볼륨감이 아래쪽으로 많이 쏠리게 된다. 필러나 지방이식 같은 시술을 통해 얼굴을 통통하게 하더라도 어떤 식으로 하느냐에 따라서 나이가 어려 보일 수도 있고, 더 들어 보일 수도 있다. 시선이 아래로 내려가면 나이가 들어 보이는 것이다. 그래서 나이가 어려 보이기 위해 한 시술이 오히려 나이가 들어 보이게 하기도 한다.

　동안의 특징 중 하나가 하안이 짧은 것이다. 하지만 하안이 짧은 얼굴에서 노화 현상이 일어날 때, 조금만 얼굴의 피부나 살이 아래로 처져도 많이 처지는 것처럼 여겨지게 된다. 그래서 갑자기 나이가 들어 보이게 되는 것이다.

　그럼 팔자주름은 무엇인가? 팔자주름을 노화의 척도로 삼는 경우가 있다. 앞서 언급했듯이 팔자주름 자체는 표정으로 인해 자연스럽게 생길 수 있는 것이다. 다만 노화와 더불어 일어나는 여러 가지 변화가 팔자주름을 강조하게 되어 더 눈에 띄게 된다.

　팔자주름이 심해지는 원인은 여러 가지가 있다. 표정을 수십 년간 지으면서 생기는 게 제일 대표적이다. 피부 표면에 갈라진 선으로 나타나는 주름이다.

　노화에 따라 광대뼈가 하강한다고 앞에서 언급한 적이 있다. 광

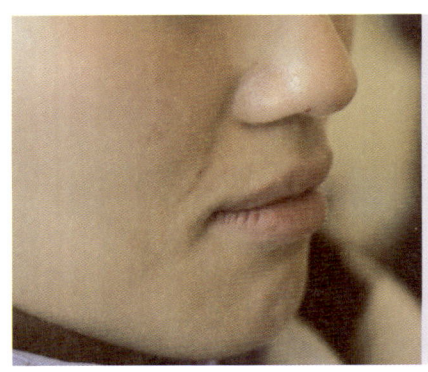

◀ 피부 표면이 갈라진 팔자주름의 예

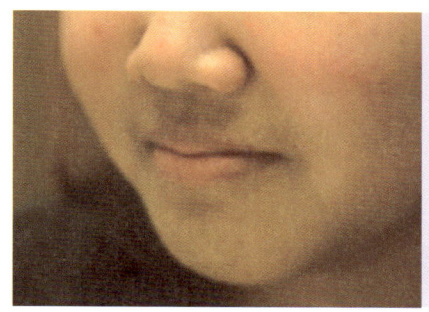

◀ 지방층이 처진 팔자주름의 예

대뼈가 아래로 내려오면서 상악과 광대뼈의 경계인 팔자주름 부위의 굴곡은 더 도드라져 보이게 된다. 광대뼈가 기준보다 아래로 많이 내려오게 되면 상대적으로 눈 바로 밑의 볼륨감이 적어 보이게 된다. 인상에서 느껴지는 중심이 아래로 내려오게 되는 것이다. 경우에 따라 뼈와 함께 피하지방을 비롯한 인대 등의 피하조직이 느슨해지고 아래로 처지게 된다.

팔자주름은 얼굴의 노화 현상을 종합적으로 반영하는 부위라서 많은 사람이 굉장히 예민하게 여기는 부위다. 필러, 보형물 삽입 등 각종 시술을 많이 하는 부위이기도 하다. 그러나 그 기전이 복잡하고 사람마다 팔자주름을 심화시키는 원인이 다르다. 단순히 팔자주름 자체보다도 얼굴의 어떤 변화로 인해 팔자주름이 심하게 되었는지를 파악하는 게 중요하다.

웃을 때 입꼬리가 올라가면서 앞광대의 근육이 수축하고, 지방층이 모이면서 생기는 것이 팔자주름이다. 이는 자연스러운 표정의 변화로 생기는 것이다. 따라서 팔자주름이 있다는 것만으로 노화가 되었다고 볼 수는 없다. 오히려 웃을 때 그런 변화조차 없으면 표정이 어색할 것이다. 그래서 팔자주름을 무조건 채우는 것은 적합한 시술이 아니다.

시술

늘어난 피부의 일부를 절개해서 당겨 봉합하는 안면거상술이 가장 효과적이다. 다만 그 과정이 침습적이고, 변화가 커서 시술받는 사람이 받는 부담감이 크다.

그에 비해 상대적으로 가볍고 자연스러운 시술들이 많이 개발되어 왔다. 특히 녹는 실을 주입하는 리프팅 시술은 한국에서 개발되고 발전되어 왔다. 이 시술에서는 주로 PDO 성분의 봉합사를 주로 사용한다. 이는 오랫동안 수술 및 각종 의료용으로 사용되어 온 안전한 성분이다. 이 실을 주입한 초기 단계에서는 섬유모세포가 반응에 참여한다. 자리를 잡으면서 이물반응이 줄어들고, 주위로 콜라겐섬유가 증식한다. 주입한 실을 콜라겐섬유가 감싸면서 캡슐이 형성된다. 시간이 흘러 실이 흡수되면서 원래 실이 있던 부위에 콜라겐섬유가 대신 자리 잡게 된다.

피부 내에 주입한 실은 건축물의 철골 같은 역할을 한다. 얼굴

조직을 지탱하는 버팀목 역할을 하는 것이다. 노화로 인해 탄력이 떨어지면 중력의 영향을 더 많이 받아서 얼굴 조직이 아래로 처지게 된다. 중력에 저항하는 지지체가 된다. 실을 주입하는 방향에 따라서 피부라인을 이동하는 힘$_{vector}$이 형성된다. 이로 인해 리프팅 효과가 나타난다.

  바늘로 실을 주입하면서 생긴 피부 내부의 상처에 재생 과정이 일어나면서 콜라겐이 생성된다. 실 자체가 콜라겐 생성을 촉진하기 때문에 피부 재생효과를 강화시킨다. 실은 콜라겐 생성을 촉진하면서 생성된 콜라겐이 자리 잡고 생존할 수 있는 배양체가 된다.

  녹는 실을 이용한 시술이 발전하면서 좀 더 강한 효과를 내기 위해 돌기가 달린 실이 개발되었다. 돌기가 달린 실을 주입하면서 돌기가 처진 얼굴 조직을 위로 당기는 역할을 한다. 아울러 위에서처럼 버팀목 역할을 하고 콜라겐 생성을 촉진한다.

갸름한 얼굴을
원한다면?

광대, 턱

대부분의 사람은 턱뼈를 깎아야 할 정도로 발달해 있지 않다. 턱뼈를 덮고 있는 근육, 지방 등이 얼굴형을 많이 좌우한다.

아래 사진에서 선으로 표시된 부분이 턱뼈-하악골의 각진 부분을 나타낸다. 이는 손으로 만지면 알 수 있다.

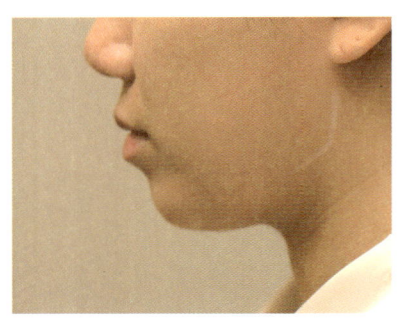

다음 페이지 상단의 사진에서와 같이 정면에서 보았을 때는 표시된 부분이 보이지 않는다. 이는 턱뼈의 각진 부분이 옆으로 나와 있지 않기 때문이다.

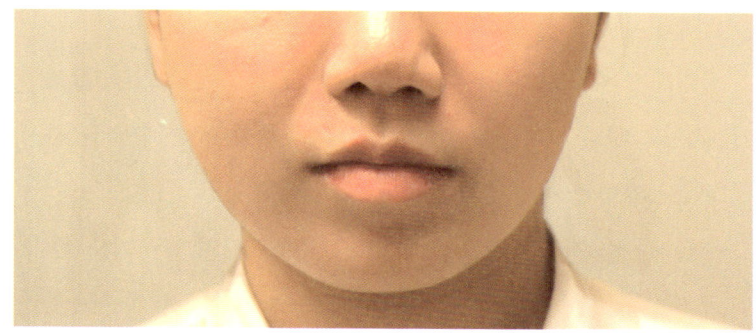

　턱을 든 상태의 사진을 보면 턱뼈의 양쪽 각진 부분은 가장자리에서 안쪽으로 들어와 있는 것을 알 수 있다. 그래서 정면에서 봤을 때 눈에 띄지 않는 것이다.

　물론 턱뼈가 발달해 얼굴형에 영향을 미치고, 인상에 부정적인 영향을 끼칠 수도 있다. 하지만 일반적으로는 크게 영향을 미치지 않는다. 그래서 턱뼈를 깎아 변화를 주고 싶다면 정확한 진단이 우선시되어야 원하는 결과를 얻을 수 있을 것이다.

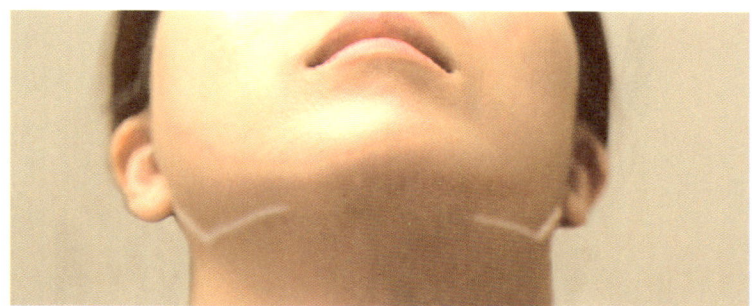

광대뼈

광대뼈가 옆으로 나와 보여서 고민하는 사람들이 있다. 광대뼈가 옆으로 나와 보이는 원인에 따라 굳이 뼈를 깎는 수술을 하지 않더라도 간단한 시술로 효과를 볼 수 있다.

웃을 때 눈 가장자리로 광대 부위가 두드러져 보이기도 한다. 이 부위가 두드러져 보이는 것은 광대뼈 주위의 근육이 수축하면서 모이기 때문이다. 물론 바탕이 되는 건 골격이지만, 그 골격은 근육과 지방으로 덮여 있다. 그래서 경우에 따라 뼈를 깎지 않고 지방과 근육을 줄이는 것만으로도 만족스러운 효과를 얻을 수도 있다. 혹은 광대 부위가 발달한 것보다 그 위아래 부분의 볼륨이

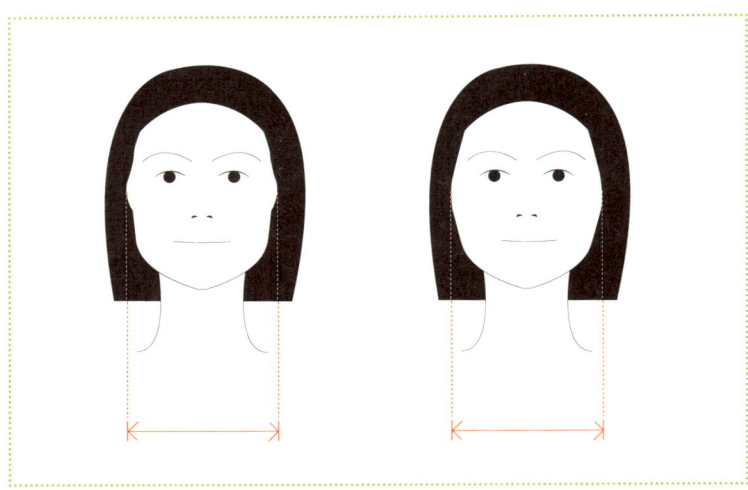

적어서 상대적으로 튀어나와 보이기도 한다. 관자놀이나 볼 부분의 살이 적거나 골격이 덜 발달한 것이다. 이럴 때는 굴곡이 있어서 광대 부위가 튀어나와 보인다. 특히 나이가 들면 관자놀이와 볼 부분의 근육과 살이 줄어드는 위축 현상이 잘 생긴다. 그러면서 광대뼈가 옆으로 나와 보인다. 이럴 때는 광대뼈를 줄이는 것보다 광대뼈 위아래의 볼륨을 채워서 회복시켜 주는 것이 훨씬 간단하고 효과적이다.

돌출입

양악수술을 원하는 상당수의 사람이 돌출된 입을 교정하고 싶어한다. 돌출입을 들어가게 하는 것을 왜 아름답다고 여길까? 앞에서도 언급했듯이 사람의 얼굴은 구강구조가 작고 함몰되어 있다. 그래서 입이 작고 들어가 있을수록 인간의 특징이 강조되었다고 보기도 한다. 그리고 이는 어린아이의 특징이기도 해서 어려 보이고자 하는 요즘의 세태에 부합하기도 한다. 하지만 수술적으로 이를 교정하는 것은 상당한 위험을 감수해야 한다. 그래서 그 대안으로 시술을 통해 돌출입을 교정하기도 한다.

얼굴의 가운데 부분이 들어가 있을수록 입이 더 돌출되어 보인다. 얼굴 가운데 부분이 오목하게 나와 있으면 상대적으로 입이 덜 나와 보인다. 이때 기준이 되는 각도가 비순각이다. 비순각은 옆에서 봤을 때 코와 입술 사이의 각도를 의미한다. 입이 앞으로 나오거나 코의 바닥이 낮을수록 이 각도는 좁아진다. 얼굴 가운데 부분이 전체적으로 앞으로 나올수록 입이 들어가 보이고 비순각은 커지고, 반대일수록 입이 나와 보이고 비순각은 작아진다.

이는 특히 남방계의 골격에 북방계의 치아가 결합할수록 심하게 나타난다. 남방계는 턱뼈가 작고, 두상의 가운데가 함몰되어 있다. 반면 북방계는 치아가 크다. 좁은 골격에 큰 치아가 나면 돌출입이 심하게 나타날 것이다. 게다가 남방계는 가운데 얼굴이 들어

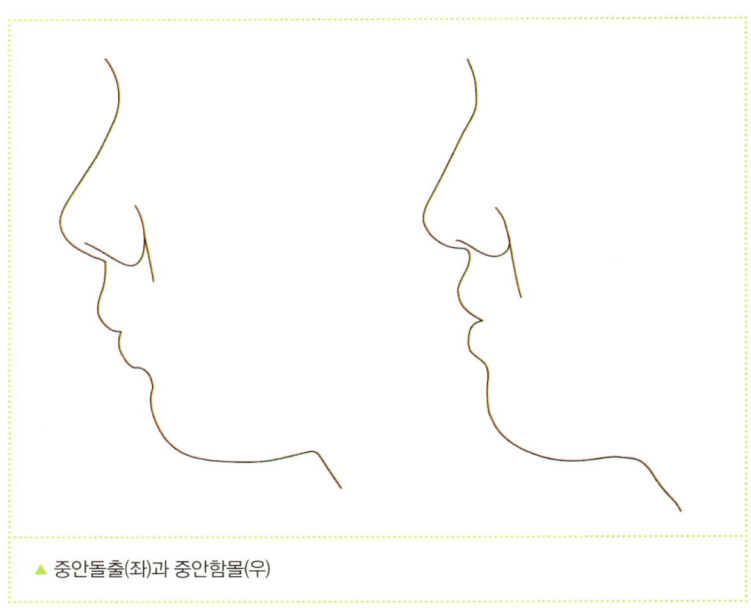

▲ 중안돌출(좌)과 중안함몰(우)

가 있어서 튀어나온 입이 강조될 것이다.

  필러를 콧볼의 바닥면에 주입하면 상대적으로 비순각이 넓어지면서 입이 덜 튀어나와 보이는 효과가 생긴다. 이때 코의 바닥을 높여서 코가 전체적으로 앞으로 나오게 하는 것이다. 두상이 땅이고, 코가 그 위에 있는 건물이라고 가정하자. 지면을 융기시키면 건물은 그대로이지만, 주변보다는 높아지게 된다.

  이는 돌출입 때문에 고민하는 이들에게 수술 대신 선택할 수 있는 대안이 될 것이다.

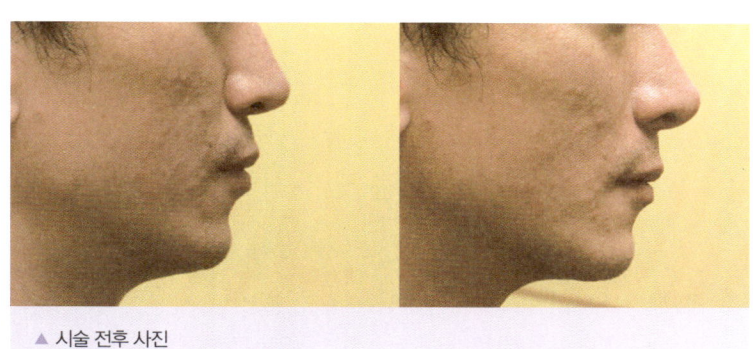

▲ 시술 전후 사진

북방계와 남방계의 부위별 성형 가이드

이마: 제모, 필러 혹은 지방이식

북방계는 이마가 좁고 높은 편이다. 과거에는 족집게로 머리카락을 뽑아서 이마를 넓어 보이게 하려고 하기도 했다. 하지만 요즘에는 레이저를 이용해 제모하는 게 더 효과적이다. 북방계의 이마는 뒤로 누운 편이라 볼록하게 하고 싶어 하는 경우가 많다. 이마를 채워서 볼록하게 하기 위해서는 주로 필러나 지방이식이 보편적이다.

필러는 정교하고 세심한 시술이 가능한 반면, 넓은 부위를 채우기 위해서는 많은 용량이 필요해서 상대적으로 비용이 많이 드는 편이다. 지방이식은 많은 양을 한 번에 시술할 수 있는 반면, 생착률에 따라 과하게 시술되기도 하고 반대로 빨리 흡수되기도 해서 시술 결과를 예측하기 어렵다. 남방계의 이마는 볼록하고 넓은 편이라 요즘의 트렌드에 부합한다고 볼 수 있다. 다만 볼록한 이마로 인해 눈이 들어가 보이기도 한다. 만일 성형을 고려한다면 유념해야 한다.

눈썹: 반영구화장, 제모

북방계는 눈썹이 흐리고 짧은 편이다. 그래서 반영구화장을 해서 흐리고 짧은 눈썹을 보완하기도 한다. 반면 남방계는 눈썹이 진한 편이라 오히려 다듬는 편이다. 미간까지 눈썹이 나 있는 경우에는 이를 레이저로 제모하는 게 깔끔해 보일 수 있다.

눈: 쌍꺼풀, 안검하수, 앞트임, 뒷트임

남방계 얼굴형에 홑꺼풀인 경우에는 쌍꺼풀 수술의 효과가 자연스럽다. 특히 코가 약간 짧고, 광대뼈가 살짝 옆으로 퍼진 경우에는 잘 어울린다. 남방계형은 쌍꺼풀이 있는 것이 원래의 특징이기 때문에 자신의 얼굴을 찾는 것이라고 볼 수도 있다. 북방계 얼굴형에 쌍꺼풀 수술을 하는 것은 위험성이 있다. 보통 눈이 커 보이기 위해 쌍꺼풀 수술을 하는데, 눈두덩이 넓고 눈이 작은 사람은 오히려 눈이 작아 보이기도 한다. 때로는 북방계 얼굴에 쌍꺼풀이 있는 자체가 어색해 보이기도 한다. 북방계는 눈꺼풀을 위로 들어 올리는 근육이 약해 나이가 들면서 처지는 경우가 많다. 그러다 보면 눈을 더 뜨기 위해 이마근육을 이용해 눈을 뜨기도 한다. 그래서 이를 개선하기 위해 수술을 행하기도 한다. 수술로 인한 드라마틱한 변화를 원하지 않을 때는 필자가 고안한 하이눈시술이 대안이 될 수 있다.

눈을 좌우로 커 보이게 하기 위해 앞트임이나 뒷트임 같은 수술을 하기도 한다. 이때 안구가 너무 많이 노출되면 눈동자가 오히려 더 작아 보이기도 하고, 눈이 볼록하게 튀어나와 보이는 위험성이 있다. 그리고 눈과 전체적인 얼굴의 비율이 맞지 않으면 눈 사이가 좁아 보이기도 하니 제대로 된 진단이 선행되어야 한다.

코: 코뿌리, 미간, 콧대, 코끝, 콧볼(콧구멍), 코기둥

남방계는 이마에서 코로 연결되는 부분이 움푹 들어가 있는 경우가 많다. 두상에서 얼굴 가운데가 들어가 있기 때문이다. 이 부분을 높여서 코까지 자연스럽게 하려는 시술을 많이 하는데, 앞에서 언급한 것과 같이 코뿌리 부분이 너무 높아지지 않고 적정선을 유지해야 한다. 북방계나 남방계나 코를 높이고 싶어 하는 경우가 많다. 북방계는 콧대가 가늘고 낮은 편이라 전체적으로 높이고 싶어 하는 반면, 남방계는 코를 높이면서 뭉툭한 코를 갸름하게 보이고 싶어 한다.

원하는 목적과 추구하는 인상에 따라 다양한 방법이 있다. 숙련되고 경험이 풍부한 전문가와 상담하는 것이 좋다. 뭉툭한 코끝과 콧볼을 줄여서 좀 더 세련된 인상을 가지고 싶어 하는 사람들이 있다. 수술적인 방법에 부담을 느끼는 경우에는 녹는 실을 주입해 콧구멍을 줄여주는 미스코 시술이나 연조직(근육, 지방, 두꺼운 피부 등)을 줄여주는 성분을 배합해 주사하는 방법도 있다. 코끝이 아래로 내려가면 코가 길어 보이고 나이가 들어 보인다고 해서 코끝을 위로 올리기도 한다. 지지대 역할을 하는 녹는 실을 주입해 코끝을 위로 올릴 수도 있다.

입술

북방계는 남방계에 비해 입술이 얇다. 이는 추운 지역에 사는 사람들의 특징이다. 이를 두껍게 해서 좀 더 육감적인 매력을 더하려고 하기도 한다. 이때 주로 필러를 주입하는데, 입술에는 입자가 중간 이하의 히알루론산 필러를 주로 사용한다. 이 역시 얼굴에 어울리는 적당한 선까지를 목표로 잡는 것이 좋다.

좋은 의사를 찾는 법

현재 상태에서 내가 원하는 긍정적인 요소를 강화하고, 부정적인 요소를 줄여서 원하는 인상의 변화를 이끌어내고 싶은가? 그리고 의학적인 도움을 꼭 받고 싶은가? 원하는 방향으로 변화하기 위해 의학적인 도움을 꼭 받아야 한다면, 이때 중요한 것이 어떤 병원 혹은 어떤 의사를 만날 것인가 하는 점이다.

여러분이 의사나 병원을 접하는 방법은 여러 가지가 있을 수 있다. 요즘은 다양한 채널로 정보를 얻을 수 있다. 잡지나 신문 등의 매체, 블로그나 카페를 통한 후기, 주변 사람들의 입소문, 지하철이나 버스를 타면 볼 수 있는 이미지와 광고를 통해 여러 병원에 대해 알 수 있다.

스스로가 추구하는 방향과 맞는 병원을 선택해야 한다. 소위 '사대'가 맞아야 한다. '미의 기준'이 서로 다를 수 있고, 문제에 접근하는 방식도 다를 수 있다. 예를 들면 드라마틱한 변화를 추구할 수도 있고, 자연스러운 변화를 추구할 수도 있다.

전문성을 갖춘 의사를 만나야 한다. 즉 한 우물을 꾸준히 파온 사람이어야 한다. 이는 해당 의료진의 경력을 보면 알 수 있다. 소속된 학회, 발표한 논문이나 저서 등이 일관된 흐름을 가질수록 전문성이 있다고 볼 수 있다.

가급적이면 의사와 직접 대면해서 진료를 보는 병원을 권한다. 요즘은 상담만 전문으로 하는 상담가가 있는 병원이 많다. 그렇지만 여러 의학적인 가능성을 고려하며 진단을 해서 최종적으로 의사결정을 하는 사람은 결국 의사이다. 그래서 의사를 만나 깊이 있는 이야기를 나누는 것이 좋다. 그리고 내가 만나서 진료를 본 의사가 직접 시술하는지 확인해보자. 간혹 진료를 보는 의사와 시술하는 의사가 다른 병원들이 있는데, 의사-환자 관계에서 문제가 생길 여지가 있다. 공감대 형성이 잘되고, 추후에 문제가 생기더라도 책임소재가 분명한 것이 좋다.

의학은 100%가 아니고, 의사는 신이 아니다. 사람이 사람에게 하는 일이기 때문에 만에 하나라도 원하지 않는 결과가 생길 수 있다. 이는 환자에게나 의사에게나 불행한 일이다. 하지만 이를 감수할 수 있는 준비가 되어야 한다. 누구에게나 해당하는 이야기다. 그런 일을 최대한 예방하고, 혹시나 발생하더라도 대처할 수 있는 준비가 되어 있어야 한다. 그러려면 미리 예측을 할 수 있어야 한다. 좋은 결과를 꿈꾸고 기대하는 것도 좋지만, 현실적인 리스크에 대해 언급하고 그 예방과 대처를 알려주는 곳이 좋다.

이와 같은 이유로 거리가 가깝고 의사소통이 원활하게 되는 곳이 좋다. 혹시나 사후에 문제가 생긴다면 대처가 가능해야 하기 때문이다. 의사소통이 원활하고, 안심할 수 있는 곳을 권한다. 난 소중하니까.

| 에필로그 |

우리는 존재 자체로 사랑받을 자격이 있다

〈오마이뉴스〉에 오랜 기간 연재한 〈얼굴멘토 권용현의 아름다운 얼굴 이야기〉 기사들을 재구성하고 덧붙이면서 이 책이 이루어졌다.

원래 기사로 연재될 때의 제목과는 다르게 《의사는 성형하지 않는다》라는 제목이 붙었다. 참 역설적인 제목이라 생각한다. 그러면서도 이 책의 주제의식을 나름대로 잘 반영하고 있다고 본다. 이 제목에 담긴 의미를 독자분들이 좋게 받아들여 주었으면 좋겠다.

이 책에서 언급한 다양한 사례들은 성형 자체를 비난하기 위한 것이 아니다. 다만 본질을 먼저 생각할 필요가 있다는 것이다. 원고를 마무리하는 지금도 얼굴, 그리고 성형에 대한 새로운 이슈들이 떠오르고 있다. 외모지상주의를 비난하면서도 우리는 계속해서 아름다움을 추구한다. 그래서 알게 모르게 많은 갈등이 발생하고 있는 듯하다.

　일전에 케이블 방송에서 17세부터 성형을 40번 했다는 이른바 '인조인간 로봇녀'에 대해 방송된 적이 있다. 성형을 많이 한 것 때문에 지나갈 때마다 주변 사람들의 시선을 끌었는데, 문제는 그녀를 바라보는 사람들의 시선이 호의적이지 않았다는 것이다. 얼굴이 어색해 보인다고 해서 그 사람 자체가 나쁜 것은 아니다. 모든 인간은 그 자체로 존엄성을 지니며, 사랑받을 가치가 있다. 문제는 스스로가 자신을 어떻게 받아들이느냐 하는 것이다. 그래서 다른 사람의 얼굴에 지나치게 관심을 가지는 세태가 안타깝다.

　자아 이미지를 제대로 확립하는 것이 중요하다. 이는 삶의 가치관과도 연관이 있다고 볼 수 있다. 그래서 자아에 대한 기준이나 가치관이 형성되기 이전인 청소년 시기에는 미에 대한 왜곡된 이미지를 형성하기 쉽다. 심지어 요즘은 초등학생들 사이에 '쌍꺼풀 안경'이나 '코높이 집게' 등이 유행한다고 한다. 안정성에도 문제가 있지만, 미에 대한 왜곡된 이미지를 가지고 자기 자신을 못생겼다고 여기면서 부정적인 자아상을 가지게 될까 봐 우려된다.

　이런 일련의 현상들은 외모지상주의를 부추기는 매체와 그 이면에서 돈을 벌고 있는 업계는 상당한 책임이 있다고 본다. 물론 필자도 그중의 하나다. 요즘은 끊임없이 무언가를 해야 한다는 강박감을 이 세상 전반에서 주고 있는 것 같다. 하지만 그런 강박감에서 벗어났으면 하는 바람이다. 우리는 우선 있는 그대로를 긍정적으로 받아들일 필요가 있다. 존재 자체로 아름답고 사랑받을 자격이 있기 때문이다.

    그런 의미에서 이 책이 아름다움에 대해 다시 한 번 생각하는 계기가 되었으면 좋겠다.

| 참고문헌 |

서적 및 보고서

조용진, 《얼굴, 한국인의 낯》, 사계절, 2003
조용진, 《얼굴학자 조용진 교수의 미인》, 해냄출판사, 2007
조용진, 《우리 몸과 미술》, 사계절, 2001
폴 에크먼(이민아 옮김), 《얼굴의 심리학》, 바다출판사, 2006
파비오 메네기니Fabio Meneghini(고석신 옮김), 《임상 얼굴분석》, 엠디월드, 2010
데이비드 M. 버스(김교헌·권선중·이흥표 옮김), 《마음의 기원》, 나노미디어, 2005
디어드리 배럿(김한영 옮김), 《인간은 왜 위험한 자극에 끌리는가》, 이순, 2011
신기원, 《초보자를 위한 관상학, 신기원》, 대원사, 2010
맥스웰 몰츠(공병호 옮김), 《맥스웰 몰츠 성공의 법칙》, 비즈니스북스, 2010
빌라야누르 라마찬드란(이충 옮김), 《뇌가 나의 마음을 만든다》, 바다출판사, 2006
벵자맹 주아노(신혜연 옮김), 《얼굴, 감출 수 없는 내면의 지도》, 21세기북스, 2011
주선희, 《얼굴경영》, 동아일보사, 2005
최창석, 《얼굴은 답을 알고 있다》, 21세기북스, 2013
윤명중, 《얼굴의 미학, 윤명중》, 동학사, 1989
아넷(Arnett)·맥러플린McLaughlin(박인권·김태우·백철호·최광철 옮김), 《악교정수술계획》, 신흥
　　인터내셔날, 2004
신문석, 《필러 매뉴얼》, 한미의학, 2008
이수근, 《보톡스와 필러의 정석》, 한미의학, 2011
고든 팻쩌(한창호 옮김), 《룩스: 외모, 상상 이상의 힘》, 한스미디어, 2009
울리히 렌츠(박승재 옮김), 《아름다움의 과학》, 프로네시스, 2008
이영돈, 《마음》, 예담, 2006
마르코 야코보니(김미선 옮김), 《미러링 피플》, 갤리온, 2009
대니얼 맥닐(안정희 옮김, 《얼굴》, 사이언스북스, 2003
데즈먼드 모리스(김동광 옮김), 《피플 워칭》, 까치글방, 2004
창홍(정유희 옮김), 《미학 산책》, 시그마북스, 2010
폴 에크먼(이민아 옮김), 《얼굴의 심리학》, 바다출판사, 2006

찰스 다윈(이종호 옮김), 《인간의 유래와 성선택》, 지식을만드는지식, 2011
드니 디드로(이충훈 옮김) 《미의 기원과 본성》, 도서출판b, 2012
진훈, 《성형의 정석》, 웅진리빙하우스, 2011
허영만, 《꼴》(1~9), 위즈덤하우스, 2010
앨리 러셀 혹실드(이가람 옮김), 《감정노동》, 이매진, 2009

Mauricio De Maio, Berthold Rzany, *Injectable fillers in aesthetic medicine*, SpringerVerlag, 2007
Nancy Etcoff, Susie Orbach, Jennifer Scott, Heidi D'Agostino, "The real truth about Beauty: A Global Report", 2004
William Hogarth, *The Analysis of Beauty*, YaleUniversityPress, 1998

논문

김희진, 〈한국인 얼굴 표정과 관련된 볼굴대의 위치 및 입꼬리당김근과 큰광대근의 형태〉, 대한체질인류학회지, 2005

W.J. Binder, L.D. Schoenrock, "The submalar triagle", Facial Plastic Surgery clinics of North America, 1994
E. Finzi, E. Wasserman, "Treatment of depression with botulinum toxin A: a case series", Dermatologic Surgery, 2006
M.A. Wollmer, C. de Boer, N. Kalak, et al, "Facing depression with botulinum toxin: a randomized controlled trial", *Journal of psychiatric research*, 2012
M.A.C. Kane, "The effect of botulinum toxin injections on the nasolabial fold", Plastic and reconstructive surgery, 2003
M.Y. Park, K.Y. Ahn, DS Jung, "Botulinum toxin type A treatment for contouring of the lower face", Dermatologic surgery, 2003
J. Ahn, C. Horn, A. Blitzer, "Botulinum toxin for masseter reduction in Asian patients", Archives of Facial Plastic Surgery, 2004
M.G. Rubin, "Treatment of nasolabial folds with fillers", *Aesthetic Surgery Journal*, 2004
William Hogarth, "The analysis of Beauty", 1772

R. Fitzgerald, "Contemporary concepts in brow and eyelid aging", Clinics in plastic surgery, 2013

V.B. Lam, C.N. Czyz, A.E. Wulc, "The brow-eyelid continuum: an anatomic perspective", Clinics in plastic surgery, 2013

D.I. Perrett, KJ Lee, I Penton-Voak, et al, "Effects of sexual dimorphism on facial attractiveness", *Nature*, 1998

K. Grammer, R. Thornhill, "Human (Homo sapiens facial attractiveness and sexual selection: The role of symmetry and averageness", *Journal of comparative psychology*, 1994

V.S. Johnston, R Hagel, et al, "Male facial attractiveness: Evidence for hormone-mediated adaptive design", Evolution and Human Behavior, 2001

J.E. Scheib, S.W. Gangestad, et al, "Facial attractiveness, symmetry and cues of good genes", Proceedings of the royal society biologic sciences, 1999

Pessa, Joel E. M.D., "An Algorithm of Facial Aging: Verification of Lambros's Theory by Three-Dimensional Stereolithography, with Reference to the Pathogenesis of Midfacial Aging, Scleral Show, and the Lateral Suborbital Trough Deformity", Plastic & Reconstructive Surgery 2000

W Hartley, MB Mark Scott et al, "Age-Related Changes of the Orbit and Midcheek and the Implications for Facial Rejuvenation", Aesthetic Plastic Surgery, 2007

R.B. Shaw Jr, D.M. Kahn, "Aging of the midface bony elements: a three-dimensional computed tomographic study", Plastic and reconstructive surgery, 2007

S.T. Dickens, D.M. Sarver, W.R. Proffit, "Changes in frontal soft tissue dimensions of the lower face by age and gender", *World Journal of Orthodontics*, 2002

M..S Zimbler, M.S. Kokoska, J.R. Thomas, "Anatomy and pathophysiology of facial aging", Facial plastic surgery clinics, 2001

J.D.A. Carruthers, A. Carruthers, "Facial sculpting and tissue augmentation", Dermatologic surgery, 2005

R. Van Erum, M. Mulier, C. Carels, "Craniofacial Growth in Short Children Born Small for Gestational Age: Effect of Growth Hormone Treatment", *Journal of dental research*, 1997

S. Pirinen, A. Majurin, et al, "Craniofacial features in patients with deficient and excessive growth hormone", *Journal of craniofacial genetics and developmental biology*, 1994

A. Verdonck, M. Gaethofs, C. Carels, "Effect of low-dose testosterone treatment on craniofacial growth in boys with delayed puberty", *European journal of orthodontics*, 1999

Nicholas Pound, Ian S. Penton-Voak and Alison K. Surridge, "Testosterone responses to competition in men are related tofacial masculinity", Proceedings of the royal society biological sciences, 2012

B.C. Mendelson, A.R. Muzaffar, "Surgical anatomy of the midcheek and malar mounds", Plastic and reconstuctive surgery, 2002

A.R. Muzaffar, B.C. Mendelson, "Surgical anatomy of the ligamentous attachments of the lower lid and lateral canthus", Plastic and reconstuctive surgery, 2002

CJ Moss, BC Mendelson, GI Taylor, "Surgical anatomy of the ligamentous attachments in the temple and periorbital regions", Plastic and reconstuctive surgery, 2000

SC Roberts, IS Penton-Voak, MJ Law Smith, "Women's physical and psychological condition independently predict their preference for apparent health in faces", Evolution and Human Behavior, 2005

FR Moore, C Cassidy, MJ Law Smith, "The effects of female control of resources on sex-differentiated mate preferences", Evolution and Human Behavior, 2006

JS Morris, CD Frith, DI Perrett, et al, A differential neural response in the human amygdala to fearful and happy facial expressions, *Nature*, 1996

IS Penton-Voak, DI Perrett, DL Castles, et al, "Menstrual cycle alters face preference", *Nature*, 1999

IS Penton-Voak, DI Perrett, "Female preference for male faces changes cyclically: Further evidence", Evolution and Human Behavior, 2000

MJ Richard, C Morris, et al, "Analysis of the anatomic changes of the aging facial skeleton using computer-assisted tomography", Ophthalmic Plastic & Reconstructive Surgery, 2009

DM Kahn, RB Shaw, "Aging of the bony orbit: a three dimesional computed tomographic study", *Aesthetic Surgery Journal*, 2008

A Todorov, et al, "Inferences of competence from faces predict election outcomes", *Science*, 2005

AD Engell, JV Haxby, A Todorov, "Implicit trustworthiness decisions: automatic coding of face properties in the human amygdala", Journal of Cognitive Neuroscience, 2007

특별부록

내 얼굴
자가진단 체크리스트

여기에 수록된 자가진단 체크리스트는 자신의 얼굴에 대한 이해를 돕기 위한 것으로, 주관적인 인상과 객관적인 측정을 함께 할 수 있다. 이를 통해 자기 자신에 대해 스스로 파악하고 원하는 올바른 자아의 이미지를 형성하는 데 도움이 되길 바란다. 다만 이는 의학적인 진단을 대체할 수는 없음을 밝혀둔다.

현재 나의 자아 이미지

- 나의 얼굴에서 느껴지는 인상은 어떤가?

- 그런 인상이 느껴지는 이유는 무엇인가?

- 나의 얼굴이 가지는 인상에 대해 어떤 감정을 느끼는가?

- 나의 얼굴에서 느껴지는 인상이 나의 인생에 어떤 영향을 끼치는가?

얼굴멘토의 뷰티풀 어드바이스

Beautiful Advice

자신의 얼굴에 대한 인상과 감정이 자아 이미지를 형성한다. 똑같은 얼굴을 보고도 다르게 느낄 수 있기 때문에 스스로의 얼굴에 대해 어떤 인식을 가지고 있느냐는 매우 중요하다. 자존감이 높다면 스스로에 대해 긍정적으로 받아들일 것이고, 아니라면 그 반대일 것이다.

감정과 기억

나의 얼굴에서 마음에 드는 부위는 어디인가?

그 부위로 인해 느껴지는 인상은 어떤가?

여기에 얽힌 기억이 있는가?

나의 얼굴에서 마음에 들지 않는 부위는 어디인가?

그 부위로 인해 느껴지는 인상은 어떤가?

여기에 얽힌 기억이 있는가?

얼굴멘토의 뷰티풀 어드바이스
Beautiful Advice

얼굴에서 유독 마음에 들거나 마음에 들지 않는 부위가 있을 수 있다. 왜 마음에 드는 부위가 있고, 마음에 들지 않는 부위가 있는 것일까? 내가 원하는 인상에 부합하거나 혹은 그렇지 않아서일 것이다. 결국은 나 자신이 어떤 인상이 되길 원하는지가 중요하다. 그리고 살면서 겪었던 기억들이 무의식중에 영향을 미치기도 한다. 누군가에게서 칭찬을, 혹은 비난을 들었던 기억이 알게 모르게 작용하기도 한다. 그런 기억이 좋고 나쁜 감정을 느끼게 하는 데 영향을 미친다.

동경과 선망

- 내가 가장 아름답다고, 멋지다고 생각하는 얼굴은 어떤(누구의) 얼굴인가?(동성으로 고를 것)

그 얼굴에서 느껴지는 인상은 어떤가?

내가 닮고 싶은 얼굴은 어떤(누구의) 얼굴인가?

어떤 면을 닮고 싶은가?

얼굴멘토의 뷰티풀 어드바이스
Beautiful Advice

내가 아닌 다른 누군가를 보면서 선망할 때가 있다. 그 이유는 무엇인가? 외모가 아닌 다른 것일 수도 있다. 그 사람이 풍기는 분위기 혹은 그 사람의 배경이나 행동일 수도 있다.

원하는 변화

나의 얼굴에서 느껴지는 인상을 바꾼다면, 어떻게 바꾸고 싶은가?

왜 바꾸고 싶은가?

얼굴멘토의 뷰티풀 어드바이스

Beautiful Advice

변화를 원한다면 변화의 목적이 중요하다. 그래야 목표를 설정할 수 있기 때문이다. 기왕이면 구체적으로 생각해볼수록 도움이 된다.

북방계와 남방계 얼굴의 구분

나의 두상은

○ 1. 긴 편이다.   ○ 2. 납작한 편이다.

나의 헤어라인은

○ 1. 잔털이 없는 편이다.   ○ 2. 잔털이 많은 편이다.

나의 이마는

○ 1. 윗부분이 나온 편이다.   ○ 2. 아랫부분이 나온 편이다.

나의 이마는 양 옆으로 넓은 편인가?

○ 1. 위로 높은 편이다.   ○ 2. 옆으로 넓은 편이다.

나의 눈썹의 길이는

○ 1. 눈보다 짧거나 비슷하다.   ○ 2. 눈보다 길다.

나의 눈썹의 진한 정도는

○ 1. 흐린 편이다.　　　　○ 2. 진한 편이다.

나의 눈꺼풀은

○ 1. 홑꺼풀이다.　　　　○ 2. 쌍꺼풀이다.

나의 눈과 눈 사이 거리는

○ 1. 멀다　　　　　　　　○ 2. 좁다

나의 코뿌리는

○ 1. 이마나 코끝에 비해 높거나 비슷한 편이다.
○ 2. 이마나 코끝에 비해 낮은 편이다.

나의 콧대는

○ 1. 갸름한 편이다　　　○ 2. 퍼져 있는 편이다.

나의 코끝은

○ 1. 갸름한 편이다.　　　○ 2. 뭉툭한 편이다.

나의 콧구멍은

○ 1. 잘 보이지 않는다.　　○ 2. 콧구멍이 들려서 잘 보인다.

나의 눈밑은

○ 1. 굴곡이 거의 없다.　　○ 2. 굴곡이 져 있어 그림자가 진다.

나의 광대뼈는

○ 1. 굴곡이 거의 없다   ○ 2. 관자놀이나 턱에 비해 두드러진다.

나의 입술은

○ 1. 얇은 편이다.   ○ 2. 두꺼운 편이다.

나의 피부는

○ 1. 하얀 편이다.   ○ 2. 검은 편이다.

나의 피부는

○ 1. 건조한 편이다.   ○ 2. 지성이다.

얼굴멘토의 뷰티풀 어드바이스
Beautiful Advice

위의 질문들에서 1번 항목이 많다면 북방계에 가깝고, 2번 항목이 많다면 남방계에 가깝다고 할 수 있다. 대부분 북방계와 남방계 요소가 섞여서 전체적인 얼굴을 이루고 있다. 그래서 절대적인 남방계나 절대적인 북방계는 드물다. 어떤 질문은 두 항목이 동시에 해당되는 것이 있을 수도 있고, 어느 한쪽으로 치우치지 않았다고 여겨질 수도 있다. 이는 북방계형과 남방계형의 중간 정도라고 여길 수 있다.

얼굴의 대칭

정면으로 얼굴이 나온 상태에서 대칭 여부를 분석할 수 있다. 이때 동공과 동공을 이은 선을 수평으로 하여 기준선으로 삼는다. 이해를 돕기 위해 필자의 사진을 첨부했다. 동공 사이를 연결하여 기준선으로 삼고 각 부위에 기준선의 평행선을 그린다. 그리고 기준선 중심의 수직선을 그린다.

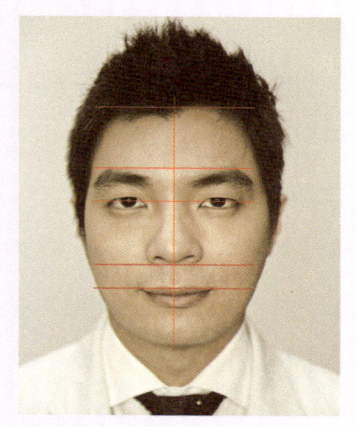

헤어라인의 좌우를 비교하면서 어느 쪽 이마가 더 높은지 확인할 수 있다. 필자는 왼쪽 이마가 더 높아 보인다. 이를 통해 본인에게 어울리는 헤어스타일 등을 알 수 있을 것이다.

좌우 눈썹의 높이를 비교하면서 대칭 정도를 알 수 있다. 한쪽 턱으로 음식을 씹는 편측저작이 지속되면 많이 쓰는 쪽 턱과 같은 쪽의 눈썹이 낮아진다. 혹은 이마근육의 한쪽이 좀 더 활성화되어 해당되는 쪽 눈썹이 더 올라갈 수도 있다. 필자의 경우에는 오른쪽 눈썹이 약간 올라가 보인다. 이러한 눈썹 높이의 비대칭은 편측저작습관의 교정, 이마근육의 고른 사용 등으로 교정할 수 있다.

코가 한쪽으로 휘어 있거나, 좌우 콧볼의 높이가 다를 수도 있다. 필자는 오른쪽 콧볼이 약간 내려가 보인다.

입술 양 끝의 높이가 다를 수도 있다. 필자의 경우에는 왼쪽으로 입술이 치우쳐 보인다. 이는 표정근육의 불균형으로 인한 경우가 많은데, 표정근육의 조절로 교정할 수 있다.

편측저작으로 인해 턱끝이 오른쪽이나 왼쪽으로 치우칠 수가 있다. 그리고 많이 사용하는 쪽 턱근육이 발달하면서 크기가 커져서 턱선이 둔탁해진다. 한쪽은 갸름하면서 턱선이 길어지고, 한쪽은 둔탁하면서 턱선이 짧아지는 게 일반적이다. 필자의 턱끝은 약간 오른쪽으로 쏠려 있으며 턱선도 오른쪽이 더 발달해 있다.

이는 반대쪽으로 음식을 주로 씹으면서 턱근육을 강화하면서 어느 정도 균형을 맞출 수 있다.

고개를 든 상태에서 정면 사진을 찍으면 생각보다 많은 정보를 얻을 수 있다. 특히 볼륨의 정도 차이를 좀 더 정확하게 알아볼 수 있다. 이는 시술 전 정확한 진단에 도움이 된다.

고개를 든 상태에서는 눈썹이 돌출된 정도를 알 수 있다. 뇌가 발달한 쪽의 이마가 튀어나오면서 눈썹이 돌출된다. 이는 정면에서보다 고개를 든 상태에서 더 잘 관찰할 수 있다.

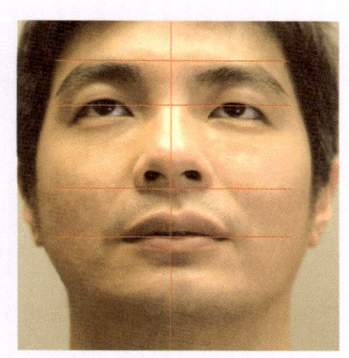

필자의 경우에는 오른쪽 눈썹이 더 돌출해 있다. 오른쪽 이마가 더 튀어 나와 있기 때문이다.

눈밑의 앞광대를 보면서 대칭 여부를 확인할 수 있다. 이 부위가 두드러진 정도가 양쪽이 다를 수 있는데, 양쪽 얼굴에서 느껴지는 입체감을 좌우한다. 필자는 오른쪽 앞광대가 조금 나와 있는 편이다.

양 콧볼을 보면 양 콧볼의 바닥면 위치가 다를 수 있다. 바닥면이 함몰되어 있으면 상대적으로 팔자주름이 잘 생기고, 입이 나와 보일 수 있다. 필자는 오른쪽 콧볼이 왼쪽보다 안쪽으로 들어가 있다.

고개를 들고 사진을 찍으면 턱뼈의 좌우대칭을 확인할 수 있다. 정면을 바라본 모습을 보면 턱뼈와 근육 등이 복합적으로 반영된 얼굴선을 확인할 수 있다. 그런데 고개를 들고 사진을 찍어서 보면 뼈와 근육 등을 구분해서 확인할 수 있다.

얼굴의 비율과 인상

정면 모습에서 비율을 통해 자신의 인상이 어떤 쪽에 가까운지 확인할 수 있다.

헤어라인에서 눈썹까지를 윗부분, 눈썹에서 인중 시작점까지를 가운데 부분, 인중 시작점부터 턱끝까지를 아랫부분, 이렇게 3등분한다. 일반적으로 윗부분의 비율이 높을수록 어려 보이고, 아랫부분의 비율이 높을수록 성숙해 보인다고 여긴다.

필자의 사진에서는 상:중:하의 비율이 약 1:1.1:1.1 정도로 나타난다.

얼굴의 가로 대 세로 비율에 따라서 얼굴의 인상이 달라지기도 한다. 어릴수록 세로 길이가 짧은 편이고, 클수록 세로로 길어진다. 이는 북방계 몽골족일수록 세로 길이가 짧은 편이고, 서구 인종일수록 세로 길이가 긴 것과 유사하다. 반면 남성호르몬이 많이 나올수록 얼굴이 가로로 넓어지기 때문에 세로로는 상대적으로 짧게 여겨진다.

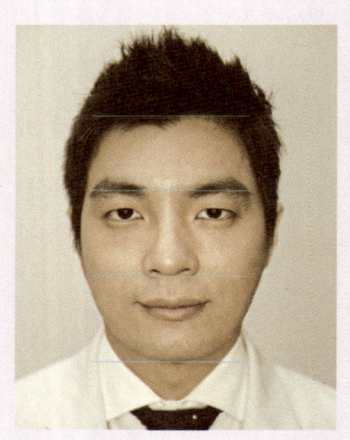

가로의 비율이 커질수록 어려 보이기도 하지만, 남성적으로 보일 수 있

다고 여길 수도 있다. 하지만 전체적인 비율도 영향을 미치지만, 이목구비에 따라 달라진다. 이목구비에 비해 양옆이 넓을수록 남성적으로 여겨진다. 이목구비에 비해 위아래가 짧을수록 어려 보인다.

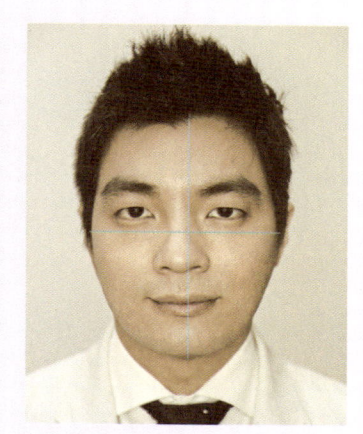

필자의 경우에는 가로 대 세로의 비율이 1:1.4 정도로 평균적인 한국인 남성에 가깝다.

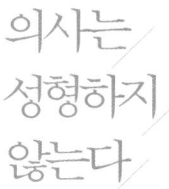

의사는 성형하지 않는다

1판 1쇄 인쇄 | 2013년 9월 25일
1판 1쇄 발행 | 2013년 9월 30일

지은이 권용현
펴낸이 김기옥

프로젝트 디렉터 기획1팀 모민원, 장기영, 권오준
커뮤니케이션 플래너 박진모
영업 이봉주
지원 고광현, 김형식, 임민진

디자인 투에스, 네오북
인쇄 미르인쇄 | 제본 정문바인텍

펴낸곳 한스미디어(한즈미디어(주))
주소 121-839 서울시 마포구 서교동 392-34 강원빌딩 5층
전화 02-707-0337 | 팩스 02-707-0198 | 홈페이지 www.hansmedia.com
출판신고번호 제 313-2003-227호 | 신고일자 2003년 6월 25일

ISBN 978-89-5975-560-8 13320

책값은 뒤표지에 있습니다.
잘못 만들어진 책은 구입하신 서점에서 교환해 드립니다.